小児骨折における自家矯正の実際

骨折部位と程度からわかる治療選択

[執筆]
亀ヶ谷真琴 千葉こどもとおとなの整形外科・名誉院長

[執筆協力]
森田光明 大阪こどもとおとなの整形外科・院長
都丸洋平 千葉こどもとおとなの整形外科・副院長

医学書院

小児骨折における自家矯正の実際
―骨折部位と程度からわかる治療選択

発　　行	2017年5月15日　第1版第1刷Ⓒ
	2022年7月15日　第1版第2刷

著　者　亀ヶ谷真琴
　　　　かめがやまこと

発行者　株式会社　医学書院
　　　　代表取締役　金原　俊
　　　　〒113-8719　東京都文京区本郷 1-28-23
　　　　電話　03-3817-5600（社内案内）

印刷・製本　アイワード

本書の複製権・翻訳権・上映権・譲渡権・貸与権・公衆送信権（送信可能化権を含む）は株式会社医学書院が保有します．

ISBN978-4-260-03128-8

本書を無断で複製する行為（複写，スキャン，デジタルデータ化など）は，「私的使用のための複製」など著作権法上の限られた例外を除き禁じられています．大学，病院，診療所，企業などにおいて，業務上使用する目的（診療，研究活動を含む）で上記の行為を行うことは，その使用範囲が内部的であっても，私的使用には該当せず，違法です．また私的使用に該当する場合であっても，代行業者等の第三者に依頼して上記の行為を行うことは違法となります．

|JCOPY|〈出版者著作権管理機構　委託出版物〉

本書の無断複製は著作権法上での例外を除き禁じられています．複製される場合は，そのつど事前に，出版者著作権管理機構（電話 03-5244-5088，FAX 03-5244-5089，info@jcopy.or.jp）の許諾を得てください．

刊行にあたって

　小児整形外科領域における骨折を含む外傷学は，一般整形外科領域と同様に1つの大きな柱です．特に，成長期にある小児では成長軟骨板の存在が成人との最大の違いであり，その存在は，小児骨折治療上の利点にもなり，条件によっては欠点ともなります．よって，小児骨折の治療にあたっては，その特性や特徴をよく理解し，保存治療あるいは手術治療の選択を行う必要があります．

　本書では，小児骨折特有の自家矯正力に焦点を当て，どの程度骨折後の変形（角状変形）が矯正され得るかを部位ごとに実際の自家矯正症例を提示しました．過去，小児骨折における自家矯正能に関する文献は多くみられ，部位や年齢にかかわる矯正可能範囲の提示はありますが，骨折型や骨折部位により様々な様相を呈するため，角度のみを参考として治療方針を決めることには不安がありました．その不安を少しでも解消すべく，本書では各部位において実際に自家矯正を観察できた138例を提示し，日常診療において先生方が同様の骨折を経験された際の参考にしていただければと思い企画しました．もちろんすべての症例に対応することは困難ですが，実際例をみることで，自家矯正の傾向や程度を実感していただきたいと思います．ここに示した症例は，初期治療がうまくなされなかった症例，初期整復後ギプス内で再転位を生じ，他院からその後の処置について相談を受けた症例が多くあります．なかには，すでに仮骨形成がみられ初期治癒の状態であった症例や自家矯正の上限とされる変形を有していた症例なども含まれ，最終的な治療方針は本人・家族と相談のうえで決定しています．

　昨今の少子高齢化に伴い，一般の整形外科医が小児骨折を経験する機会は減少しており，成人骨折における治療選択をそのまま小児に当てはめる傾向がみられます．成人症例では，AOグループを中心とした外科的骨折治療の技術的進歩や固定材料の改良により，外傷学は飛躍的進歩を遂げています．しかし小児骨折においては，後述する小児骨折の特性と特徴により，自家矯正が生じることも常に念頭に置いて治療を選択する必要があり，それにより不必要な手術を回避することが可能となります．反対に，自家矯正能の限界を知ることで，手術治療の適応がはっきりする場合もあります．「どんな小児骨折も自家矯正能を期待し，外科的な治療を必要としない」ということでは決してありません．受傷直後の著明な変形に対しては，徒手整復・矯正はもちろんであり，特に成長軟骨板損傷では初期の徒手整復・矯正は必須です．また，整復不能例あるいは自家矯正が期待できない部位については早期の手術治療を必要とする場合も多くあります．

刊行にあたって

　本書では，第1章は「小児骨折の特性」と題し，小児骨折の疫学，小児の骨の特徴，小児特有の骨折型，成長軟骨板の構造とそれにかかわる損傷，自家矯正のメカニズム，成長軟骨板損傷における注意点，絶対的手術適応となる小児骨折，相対的手術適応となる小児骨折，の8項目について解説しています．

　第2章は，実例を提示しています．上肢（鎖骨，上腕骨，前腕骨，手指骨）骨折，下肢（骨盤，大腿骨，下腿骨，足部）骨折のうち，原則初期治癒時に10°以上の角状変形あるいは2 mm以上の転位が遺残した症例を，受傷年齢の低い順に，受傷時（あるいは初期治癒時）から自家矯正が完成するまでの過程が一目でわかるように単純X線像を1ページ（症例によっては2ページ）に並べ，経時的な骨癒合の過程を自家矯正とともに示しました．提示した症例には，自家矯正が十分期待できる部位の骨折だけでなく，家族により手術治療が拒否された例やギプス内で転位が増悪あるいは徒手整復後に再転位した例も含まれています．また，手術治療か保存治療かを迷った症例では，両者の利点・欠点を説明したうえで家族と相談し保存治療を選択しています．最終経過観察時の機能的・整容的問題により，手術を必要とした症例も数例含んでいます．

　第3章は，2000年以降に発表された小児骨折に関する文献のなかで，特に保存治療と手術治療の比較や自家矯正をテーマにしたものを選択し，その要旨を示しました．

　本書を診察室の傍らに置いていただき，小児骨折の治療選択に迷った際には，提示された症例を参考に治療方針決定の一助としていただければ幸いです．また，本人・家族への説明の際にもぜひご活用ください．

　将来的には，自家矯正に関する症例をもっと加え，より小児骨折治療の指標となる本へと進化させられればと考えております．つきましては，皆様が経験された症例のなかで，これは知っておく必要があると思われるものがありましたら，ぜひ下記までお教えください．よろしくお願いいたします．

　　　　　　　　　　　　　　　　　　　　　　　　　　e-mail　kamecch@gmail.com

2017年3月

　　　　　　　　　　　　　　　　　　　　　　　　　　　　　　　　亀ヶ谷真琴

画像提供協力者（50音順）

安倍吉則　　安倍整形外科・院長〔仙台市〕
入江太一　　仙台市立病院整形外科・医長
及川泰宏*　　千葉県こども病院整形外科・医長
柿崎　潤*　　千葉県こども病院整形外科・医長
小泉　渉*　　成田赤十字病院整形外科・部長
西須　孝*　　千葉県こども病院整形外科・部長
佐野　栄*　　松戸市立病院整形外科・医長
品田良之*　　松戸市立病院リハビリテーション科・部長
塚越祐太*　　千葉こどもとおとなの整形外科，筑波大学整形外科

＊：千葉小児整形外科グループ（Chiba Pediatric Orthopaedic Group；CPOG）所属

目次

第1章 小児骨折の特性

1. 小児骨折の疫学 ... 1
2. 小児の骨の特徴 ... 2
3. 小児特有の骨折型 ... 3
4. 成長軟骨板の構造とそれにかかわる損傷 ... 4
5. 自家矯正のメカニズム ... 6
6. 成長軟骨板損傷における注意点 ... 8
7. 絶対的手術適応となる小児骨折 ... 9
8. 相対的手術適応となる小児骨折 ... 9

第2章 小児骨折における自家矯正例集

1 上肢

- a 鎖骨骨折 ... 13
- b 上腕骨骨折 ... 23
    1. 上腕骨近位骨折　23
    2. 上腕骨骨幹部骨折　27
    3. 上腕骨顆上骨折　36
    4. 上腕骨外側顆骨折　45
    5. 上腕骨内側(上)顆骨折　52
- c 前腕骨骨折 ... 60
    1. 尺骨・橈骨近位骨折　60
        - 尺骨肘頭骨折　60
        - 尺骨鉤状突起骨折　65
        - 橈骨頚部骨折　67
    2. 前腕骨骨幹部骨折　70
    3. 前腕骨遠位端骨折　82
    4. 橈骨遠位成長軟骨板損傷　104

  d 手指骨骨折 ―――――――――――――――――――――――――――――― 111
    1. 中手骨骨折　111
    2. 手指節骨骨折（成長軟骨板損傷を含む）　112
 2 ■ 下肢
  a 骨盤骨折 ――――――――――――――――――――――――――――――― 126
    1. 恥骨・坐骨骨折　126
    2. 上前腸骨棘剥離骨折　128
    3. 下前腸骨棘剥離骨折　129
    4. 坐骨剥離骨折　136
  b 大腿骨骨折 ―――――――――――――――――――――――――――――― 139
    1. 大腿骨骨幹部骨折　139
    2. 大腿骨顆上骨折　154
  c 下腿骨骨折 ―――――――――――――――――――――――――――――― 155
    1. 脛骨顆間隆起骨折　155
    2. 下腿骨骨幹部骨折　161
    3. 下腿遠位成長軟骨板損傷　171
  d 足部骨折 ―――――――――――――――――――――――――――――――― 176
    1. 踵骨骨折　176
    2. 中足骨骨折　179
    3. 足趾節骨骨折　183

第3章　小児骨折の自家矯正と保存治療に関する最近の文献（2000年以降）

■ 鎖骨骨折　189
■ 上腕骨近位骨折　190
■ 上腕骨顆上骨折　191
■ 上腕骨内側上顆骨折　192
■ 前腕骨骨折　192

- 前腕骨遠位端骨折　193
- 手指節骨骨折　195
- 大腿骨骨幹部骨折　196
- 大腿骨遠位成長軟骨板損傷　198
- 脛骨顆間隆起骨折　198
- 脛骨遠位成長軟骨板損傷　199

●索引　201

第1章 小児骨折の特性

1 小児骨折の疫学

　男女比でいうと，10歳前後まではほぼ同率であるが，その後は男児が優位となる傾向がある．10歳以降の男子におけるスポーツ外傷数が影響していると思われる．これは，当院と米国でのデータ[1]で共通した傾向であった（図1，2）．

　部位別のデータでは，当院では手指骨折が最も多く，次いで前腕と足部骨折が同率でみられたが，これは過去7年間でほぼ同じ傾向であった（図3）．年齢との関係では，特徴的な傾向が示された．総じて10歳以上で多くみられるが，鎖骨骨折では0～5歳，6～10歳，11歳以上のそれぞれの年齢群でほぼ均等にみられた．上腕骨遠位骨折（多くは顆上骨折）のピークは6～7歳であった．その他の橈骨遠位，足部，前腕，手指骨折では，10歳以降にピークがみられた（図4）．

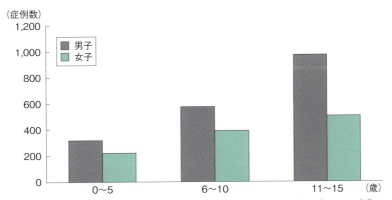

図1　当院での15歳以下骨折症例の男女比（2009～2015年，計2,993例）

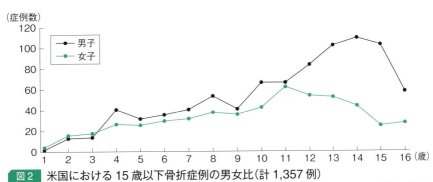

図2　米国における15歳以下骨折症例の男女比（計1,357例）
（Randsborg PH, et al：Fractures in children：epidemiology and activity-specific fracture rates. J Bone Joint Surg Am 95：e42, 2013 より）

1章 小児骨折の特性

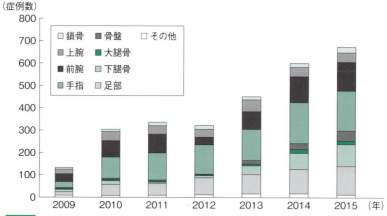

図3 当院の年次別骨折部位別数（2009～2015年，合計2,993例）

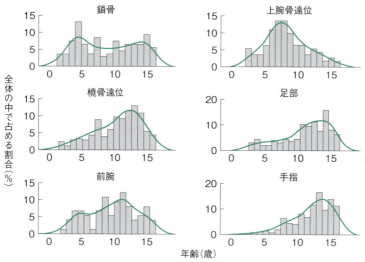

図4 年齢と骨折部位との関係（米国）
(Randsborg PH, et al：Fractures in children：epidemiology and activity-specific fracture rates. J Bone Joint Surg Am 95：e42, 2013 より)

2 小児の骨の特徴

　小児の骨の特性として，強靱な骨膜と骨の弾力性，旺盛な骨代謝，成長軟骨板の存在が挙げられる．これら3つの特性がそれぞれ小児骨折の特徴を形成している．強靱な骨膜と骨弾力性は，骨折の転位を少なくし骨癒合を速やかにしている．旺盛な骨代謝は，骨癒合の促進と自家矯正力に関与している．また，成長軟骨板の存在は自家矯正力に大きく関与している．その反面，成長軟骨板損傷ではその後の成長障害を惹起する可能性がある（図5）．
　小児骨折の権威であるRang[2]は，自家矯正について，"Many fractures in children

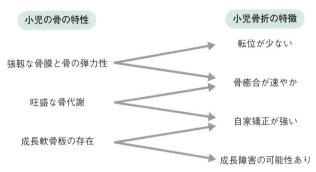

図5 小児の骨の特性と小児骨折の特徴

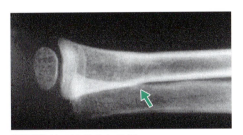

図6 橈骨遠位隆起骨折

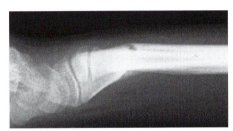

図7 橈骨遠位若木骨折

heal well regardless of whether they were treated by a professor in a teaching hospital or by Robinson Crusoe on a deserted island."と述べている．極端ではあるが，小児骨折の多くは，だれが治療しても自家矯正力により一定の成績が得られることを強調している．

3 小児特有の骨折型

小児骨折には特徴的な骨折型がある．下記に代表的な骨折型を挙げる．

1）隆起骨折　torus fracture（図6）

強靱な骨膜と骨の弾力性により，骨皮質の限局性膨隆を生じる骨折である．比較的軽度の外力によって生じる．torus とは古代建築でみられる円柱基の大玉縁を意味している（図6矢印）．

2）若木骨折　greenstick fracture（図7）

隆起骨折と同様，強靱な骨膜と骨の弾力性により，若木を折ったように皮質の連続性のある骨折である．外力の大きさや変形の度合いは大きい．

3）疲労骨折　stress fracture

スポーツなどの繰り返される外力により，徐々に骨内に亀裂や出血が生じる．初期の診断にはMRIが有効である．

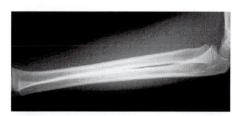

図8　尺骨急性塑性変形

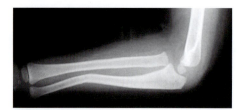

図9　Monteggia 骨折

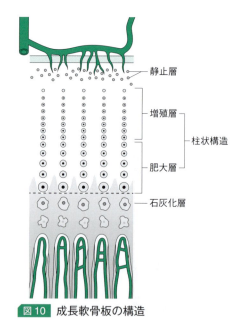

図10　成長軟骨板の構造

4）急性塑性変形　acute plastic deformation（図8）

尺骨によくみられる変形で，骨の弾力性により連続性が保たれたまま，骨がまるでプラスチックのように曲がる現象である．

5）成長軟骨板損傷　physeal fracture

小児における最大の特徴である成長軟骨板における骨折である．後述する成長軟骨板に特異な組織的・解剖学的構造により特徴的な骨折型を呈する．

6）Monteggia 骨折　Monteggia fracture（図9）

橈骨頭脱臼を伴う尺骨骨折をいう．尺骨骨折により前腕の長軸長が短縮するため橈骨頭が押し出されるように脱臼する．尺骨骨折を認めた場合には，骨折部位がどこであれ橈骨頭の状態を確認する必要がある．

4　成長軟骨板の構造とそれにかかわる損傷

成長軟骨板は小児特有の構造であり，長管骨の両端に存在する．基本的な組織構造は，胚細胞から分化した軟骨細胞の柱状構造（増殖層，肥大層）であり，骨幹端部に向かって徐々に分裂・増殖を繰り返し，最終的に内軟骨性骨化により新生骨を形成する．

成長軟骨板損傷は，柱状構造内の肥大軟骨層と石灰化層の間（破線部）で生じるとされる（図10）．

成長軟骨板の力学的強度は，靱帯・腱の1/5～1/2とされており，そのため応力が集中し骨折を生じやすいとされる．

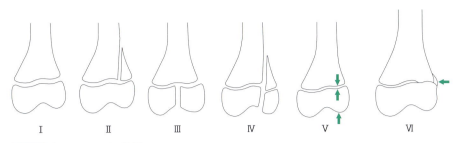

図11 Salter-Harris 分類
矢印は圧迫力の方向を表す．

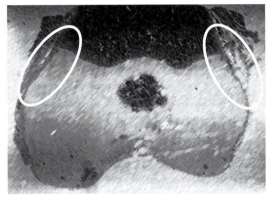

図12 Zones of Ranvier (ossification groove) & LaCroix (perichondral fibrous ring)（楕円内）

　成長軟骨板損傷の分類は，Salter-Harris 分類[3]が世界的に用いられている（図11）．
　Salter-Harris 分類は，I〜V 型に分類されているが，後に Rang により成長軟骨板周囲輪の損傷で生じるVI型が追加された[4]（図11）．成長軟骨板周囲輪は，Zones of Ranvier（ossification groove）や LaCroix（perichondral fibrous ring）と呼ばれ，それぞれ成長軟骨板の横径成長と力学的強度に関与しているとされる（図12）．よってVI型では，比較的大きな外力（high energy）により損傷される場合が多く，成長軟骨板最外側端での成長障害のため hinge 作用を呈し，受傷後に著明な角状変形を生じる．また，AO グループでは，Salter-Harris 分類改訂法としてVII型を加えている．これは，成長軟骨板周辺領域の開放骨折剥脱損傷を意味し，しばしば骨性架橋を生じるとされる[5]．
　過去の Salter-Harris 分類の成長軟骨板に関する報告によると，成長軟骨板損傷の約6割は Salter-Harris 分類II型に分類され，最も頻度が高い．続いて，I型，III型，IV型の順であり，V型，VI型はまれである（表1）．V・VI型に関しては，頻度は低いが成長軟骨板損傷の度合いは強く，後遺症としての変形・短縮が生じやすい．受傷時の骨転位がほとんどみられない症例でも，臨床的にX線所見の程度の割に腫脹や疼痛が強い場合には注意を要する．1〜2年程度の観察は必要となる．

表1 Salter-Harris 分類の分類別頻度（過去の報告から）

Salter-Harris 分類	I	II	III	IV	V	Total
Rogers(1970)[6]	7	89	9	12	1	118
Mbindyo(1979)[7]	18	42	4	5	2	71
Worlock(1986)[8]	30	121	5	15	0	171
Mizuta(1987)[9]	30	257	23	42	1	353
Mann(1990)[10]	210	483	143	102	5	943
Peterson(1994)[11]	126	510	104	62	0	802
Total(%)	421(17.1)	1,502(61.1)	288(11.7)	238(9.7)	9(0.4)	2,458

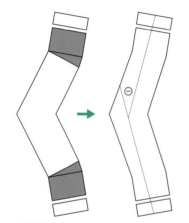

図13 Hueter-Volkmann の法則
骨幹端部の非対称性の成長による矯正.

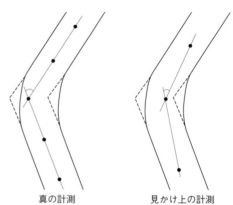

真の計測　　見かけ上の計測

図14 Wolff の法則（rounding off）

5 自家矯正のメカニズム

　自家矯正力を司るメカニズムには2つの法則が関与している．第1は，成長軟骨板周囲で生じる非対称性の成長で，Hueter-Volkmann の法則[12]と呼ばれる（図13）．第2は，骨幹部おける角状変形部で生じる凹側での骨形成と凸側での骨吸収作用で，Wolff の法則（rounding off）[13]あるいは Delpech の法則と呼ばれる．この2つの法則により，長管骨全体の alignment 異常を自家矯正するとされる．これらの法則が矯正に関与する割合は，過去の実験や実際の臨床例により検討されており，全矯正の75％は Hueter-Volkmann の法則により，残りの25％については Wolff の法則（rounding off）により矯正されるとの報告がみられる[14,15]．しかし，Wolff の法則（rounding off）による矯正は，図14に示したように，実際には角状変形の頂点部が骨吸収により丸くなる，いわゆる rounding off により外見上は変形が矯正されたように見える．

表2 近位・遠位成長軟骨板の成長割合(%)

	近位	遠位
上腕骨	80	20
橈骨	25	75
尺骨	20	80
大腿骨	30	70
脛骨	55	45
腓骨	60	40

自家矯正に与える影響因子としては，下記が挙げられる．

・受傷年齢(若年＞年長)
・受傷部位(骨端部＞骨幹端部＞骨幹部)
・変形の方向(隣接関節と同じ運動方向＞直交する運動方向)

われわれは過去に，10°以上の角状変形が遺残した38例について検討した．変形矯正度を独立変数とし，従属変数を受傷年齢，受傷部位，受傷四肢(上肢，下肢)，変形方向とした重回帰分析の結果では，受傷年齢が最も強い影響因子であり，次に受傷部位と変形方向がほぼ同等であった．しかし，大腿骨骨幹部骨折に関する最近のわれわれの調査では，0〜5歳までの症例では矢状面(膝関節の運動方向)より冠状面(膝関節の運動方向と直交する方向)のほうが矯正率はよかった[16]．

また，各長管骨の両端(近位・遠位)の成長軟骨板では成長割合に差があり，それを知ることは自家矯正力を予測するうえで重要である(表2)．たとえば，上腕骨近位や前腕骨(橈骨・尺骨)遠位成長軟骨板は全体の80％の成長を担っている．そのため当該部での自家矯正は非常に期待できる．

現在までに報告されている，年齢と骨折部位における自家矯正の程度を示す．

〈角状変形について〉

1)上腕骨近位骨折

- Beaty[17]：＜5歳　　内反70°まで矯正される．
  　　　　　　5〜12歳　内反40〜70°まで矯正される．
  　　　　　　＞12歳　　内反40°まで矯正される．

2)上腕骨骨幹部骨折

- Kwonら[18]：矢状面20°，内反(冠状面)20〜30°まで矯正される．

3)前腕骨骨折

- Priceら[19]：＜9歳　15°まで矯正される．
  　　　　　　＞9歳　10°まで矯正される．

4)大腿骨骨幹部骨折

- Dameronら[20]：内外反は矯正しにくい．
- Iraniら[21]：前方(矢状面)30°，内反(冠状面)15°までは矯正される．

- Malkawi ら[22]：矢状面 30°，冠状面 20°までは矯正される．
- Kasser ら[23]：0〜2 歳　　矢状面 30°，冠状面 30°まで矯正される．
  　　　　　　　3〜5 歳　　矢状面 20°，冠状面 15°まで矯正される．
  　　　　　　　6〜10 歳　 矢状面 15°，冠状面 10°まで矯正される．
  　　　　　　　≧11 歳　 　矢状面 10°，冠状面 5°まで矯正される．
- Codman ら[24]：すべての方向で 20°までは矯正される．
- Barfod ら[25]：すべての方向で 25°までは矯正される．

5）脛骨骨幹部骨折
- Heinrich[26]：＜8 歳　外反 5°，内反 10°（冠状面），前凸 10°，後凸（矢状面）まで矯正される．
  　　　　　　 ≧8 歳　外反 5°，内反 5°，前凸 5°，後凸 0°まで矯正される．

〈回旋変形について〉
否定的な意見
- Brouwer ら[27]：臨床的に回旋変形は問題にならず，矯正手術は必要ない．
- Davids[28]：大腿骨骨折 4 例において回旋変形の矯正はみられなかった．

肯定的な意見
- Schneider ら[29]
- Strong ら[30]　　　実験的には，50〜60％の自家矯正が認められた．
- Murray ら[15]　　（成長軟骨板における helical correction 作用）

〈大腿骨の過成長について〉
- Viljanto ら[31]：1〜14 歳までの 52 例の過成長平均 10.7＋／−6.6 mm．
- Omanik ら[32]：手術例（ESIN）で 5〜22 mm，保存治療例で 4〜20 mm の過成長．

6 成長軟骨板損傷における注意点

　前述したように成長軟骨板は自家矯正に大きく関与しており，同部の損傷では自家矯正が期待できる．しかしその反面，損傷により非可逆的変化が起こった場合には，変形や長軸方向の成長障害を生じる．特に Salter-Harris 分類のⅢ，Ⅳ，Ⅴ，Ⅵ型ではその可能性が高く，結果として脚長差による歩容異常や隣接関節の機能不全をもたらす．よって，経過観察中にこれらの異常所見がみられれば，必要に応じて適切な処置を講じなければならない．成長軟骨板損傷では，受傷後 1〜2 年の経過観察の必要性と将来の手術的治療の可能性について，本人・家族に説明しておく必要がある．

7 絶対的手術適応となる小児骨折

以下の場合などには，手術治療が第一選択となる．
① 神経・血管損傷の合併が疑われる場合
② 転位が大きく，徒手整復が困難な場合(特に成長軟骨板損傷)
③ 癒合遅延や偽関節を生じた場合
④ 大腿骨頸部骨折

8 相対的手術適応となる小児骨折

① 保存治療中に安静を保てない年長児例(精神発達遅滞児など)
② 骨折部を分離させる方向に牽引力が働く場合(肘頭骨折，膝蓋骨骨折など)
③ 骨系統疾患の骨折例(大理石骨病，骨形成不全など)
④ 大腿骨骨幹部骨折〔以下のAAOS(POSNA)推奨ガイドライン参照〕
  (0〜6か月 Pavlik harness)
  (6か月〜5歳 spica cast)
  5〜11歳 flexible IM nail
  11歳〜   rigid IM nail

文 献

1) Randsborg PH, et al：Fractures in children：epidemiology and activity-specific fracture rates. J Bone Joint Surg Am 95：e42, 2013
2) Rang M：Children's Fractures, 1st ed. Lippincott, 1974
3) Salter RB, et al：Injuries involving the epiphyseal plate. J Bone Joint Surg Am 45：587-622, 1963
4) Rang M：The Growth Plate and Its Disorders. Harcourt Brace/Churchill Livingstone, 1968
5) 糸満盛憲，他 訳：4.4 小児の骨折．糸満盛憲（日本語版総編集）：AO法骨折治療，第2版．pp284-305，医学書院，2010〔Rüedi TP, et al(eds)：AO Principles of Fracture Management, 2nd expanded edition. AO Publishing, 2007〕
6) Rogers LF：The radiography of epiphyseal injuries. Radiology 96：289-299, 1970
7) Mbindyo BS：Considerations on cases of epiphyseal injury observed at Kenyatta National Hospital. East Afr Med J 56：431-435, 1979
8) Worlock P, et al：Fracture patterns in Nottingham children. J Pediatr Orthop 6：656-660, 1986
9) Mizuta T, et al：Statistical analysis of the incidence of physeal injuries. J Pediatr Orthop 7：518-523, 1987
10) Mann DC, et al：Distribution of physeal and nonphyseal fractures in 2,650 long-bone fractures in children aged 0-16 years. J Pediatr Orthop 10：713-716, 1990
11) Peterson HA, et al：Physeal fractures：Part 1. Epidemiology in Olmsted County, Minnesota, 1979-1988. J Pediatr Orthop 14：423-430, 1994
12) Hueter C：Anatomische studies an den Extremitaten g Elenken Neugeborene und Ewach sener. Wirchow Arch 25：572-599, 1862
13) Wolff J：Das Gesetz der Transformation der Knochen. Berlin Verlag von August-Hirschwald, 1982
14) Wallace ME, et al：Remodelling of angular deformity after femoral shaft fractures in children. J Bone Joint Surg Br 74：765-769, 1992
15) Murray DW, et al：Bone growth and remodeling after fracture. J Bone Joint Surg Br 78：42-50, 1996
16) Kamegaya M, et al：Remodeling of angulation deformities in diaphyseal femoral fracture in children. J Orthop Sci 17：763-769, 2012
17) Beaty JH：Fractures of the proximal humerus and shaft in children. Instr Course Lect 41：369-372, 1992
18) Kwon Y, et al：Proximal humerus, scapula and clavicle. Beaty JH, et al(eds)：Rockwood and Wilkins' Fractures in Children, 5th ed. pp741-806, Lippincott Williams and Wilkins, Philadelphia, 2001

19) Price CT, et al : Injuries to the shaft of the radius and ulna. Beaty JH, et al(eds) : Rockwood and Wilkins' Fractures in Children, 5th ed. pp443-482, Lippincott Williams and Wilkins, Philadelphia, 2001

20) Dameron TB Jr, et al : Femoral-shaft fractures in children : treatment by closed reduction and double spica cast immobilization. J Bone Joint Surg Am 41 : 1201-1212, 1959

21) Irani RN, et al : Long-term results in the treatment of femoral-shaft fractures in young children by immediate spica immobilization. J Bone Joint Surg Am 58 : 945-951, 1976

22) Malkawi H, et al : Remodeling after femoral shaft fractures in children treated by the modified Blount method. J Pediatr Orthop 6 : 421-429, 1986

23) Kasser JR, et al : Femoral shaft fractures. Beaty JH, et al(eds) : Rockwood and Wilkins' Fractures in Children, 5th ed. pp941-980, Lippincott Williams and Wilkins, Philadelphia, 2001

24) Codman EF, et al : Treatment of fractures of the femoral shaft in children. J Am Med Assoc 163 : 634-637, 1957

25) Barfod B, et al : Fractures of the femoral shaft in children with special reference to subsequent overgrowth. Acta Chir Scand 116 : 235-250, 1959

26) Heinrich SD : Fractures of the shaft of the tibia. Beaty JH, et al(eds) : Rockwood and Wilkins' Fractures in Children, 5th ed. pp1077-1119, Lippincott Williams and Wilkins, Philadelphia, 2001

27) Brouwer KJ, et al : Rotational deformities after femoral shaft fractures in childhood ; A retrospective study 27-32 years after the accident. Acta Orthop Scand 52 : 81-89, 1981

28) Davids JR : Rotational deformity and remodeling after fracture of the femur in children. Clin Orthop Relat Res 302 : 27-35, 1994

29) Schneider M, et al : The effect of growth on femoral torsion : An experimental study on dogs. J Bone Joint Surg Am 45 : 1439-1449, 1963

30) Strong ML, et al : Rotational remodeling of malrotated femoral fractures : a model in the rabbit. J Pediatr Orthop 12 : 173-176, 1992

31) Viljanto J, et al : Remodelling after femoral shaft fracture in children. Acta Chir Scand 141 : 360-365, 1975

32) Omaník P, et al : Long-term results of the treatment of diaphyseal femur fractures in children. Acta Chir Orthop Traumatol Cech 76 : 394-398, 2009

第2章 小児骨折における自家矯正例集

1 上肢

a 鎖骨骨折

症例 1 右鎖骨骨折（2週，女児）

受傷機転 急に右上肢を使わなくなり来院．分娩時骨折と思われる

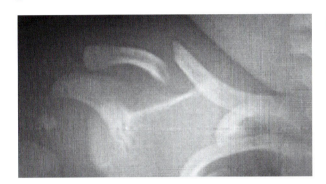

初診時
- 骨折部の転位は著明である．

治療 ● 体幹との弾力包帯固定3週

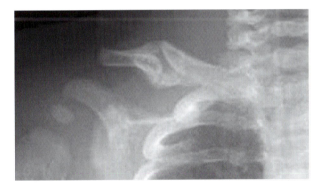

1か月後
- 仮骨形成は良好である．
- 3週後より急速に仮骨形成がみられた．この時点で右上肢の動きは正常化した．

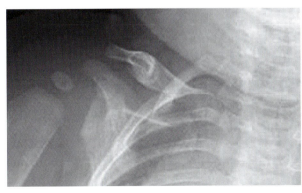

2か月後
- 骨癒合は完成し，自家矯正もみられている．

症例 2　右鎖骨骨折（2 か月，女児）

受傷機転　分娩時骨折．右鎖骨部の骨性隆起を主訴に来院

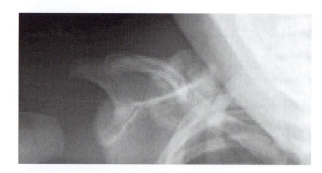

初診時
- 骨折部の仮骨形成は旺盛であり，皮膚上からは大きな腫瘤として触れる．経過観察のみ行う．

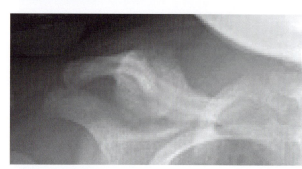

2 週後
- 巨大仮骨がよりはっきりした．

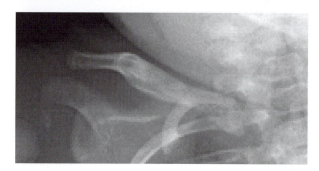

7 週後
- 自家矯正はほぼ完成した．

ポイント

分娩時骨折としての鎖骨骨折は，同側の上肢を動かさないことや，数週後に同部の大きな腫瘤として気づかれることが多い．たとえ大きな gap が存在しても自家矯正が十分期待できる．

> **症例 3** 左鎖骨骨折（1歳3か月，女児）
>
> **受傷機転** 1mの高さからの転落

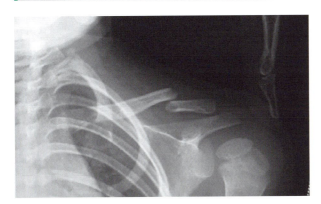

受傷直後
- 完全転位がみられる．

治療 ● 鎖骨バンド固定3週

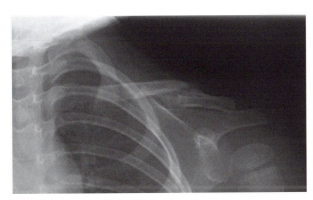

2か月後
- 骨性の連続は完成している．
- 仮骨形成は良好である．

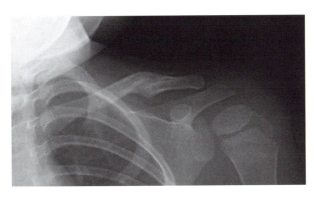

4か月後
- 骨癒合は完成した．

> **症例 4** 右鎖骨骨折（4歳10か月，女児）
>
> **受傷機転** ブランコから転落

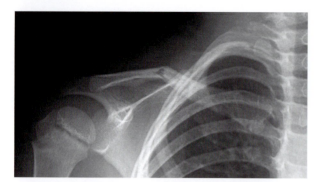

受傷直後

治療●鎖骨バンド固定3週

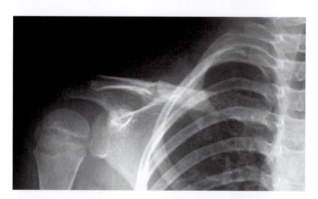

3週後

- バンドにより整復され，仮骨の形成もみられる．

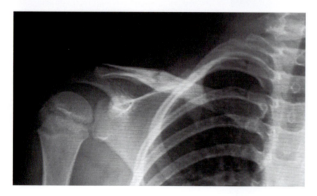

8週後

- 骨癒合はほぼ完成した．

| 症例 | 5 | 左鎖骨骨折（7歳1か月，男子） |

受傷機転 柔道の試合中に肩から転倒

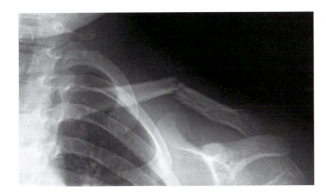

受傷直後
- 約40°の屈曲変形がみられる．

治療●鎖骨バンド3週

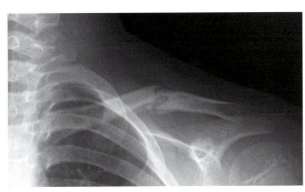

1.5か月後
- 骨癒合はほぼ完成している．

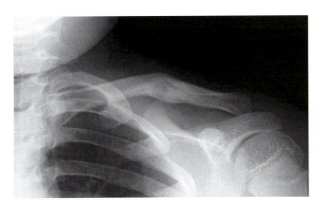

3か月後
- 骨癒合の完成と自家矯正がみられる．

症例 6 　左鎖骨遠位端骨折（8歳，男子）

受傷機転　転倒し，右肩を打撲

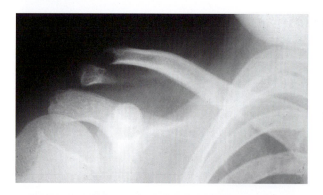

受傷1週後
- 近位骨片が上方に転位しているが，遠位骨片には近位骨片の骨膜部分が残存している．

治療●鎖骨バンド固定3週

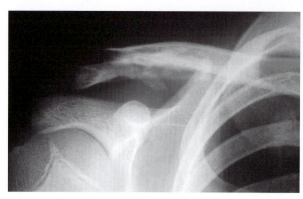

6週後
- 骨膜部分に沿って仮骨形成がみられ，徐々に自家矯正が進行している．

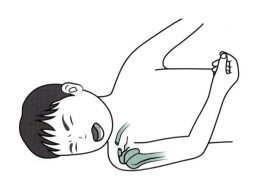

症例 7	右鎖骨骨折（10歳，女子）
受傷機転	柔道の授業中に転倒

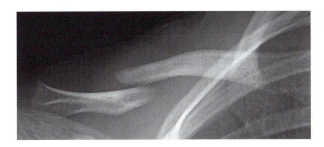

初診時

治療●鎖骨バンド固定4週

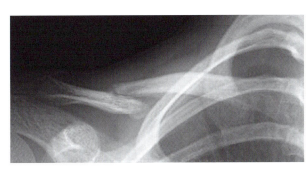

1か月後

- 仮骨による骨性の連続がみられる．

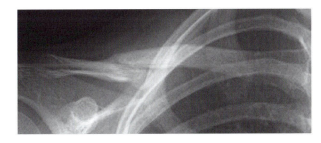

2か月後

- 骨癒合は完成している．

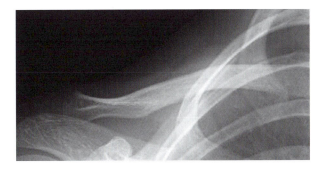

10か月後

- 自家矯正が完成した．

症例 8　右鎖骨骨折（10歳2か月，女子）

受傷機転　跳び箱から転落

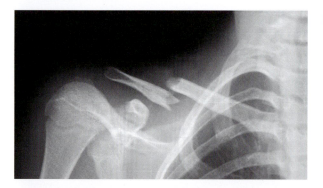

受傷直後

治療●鎖骨バンド固定3週

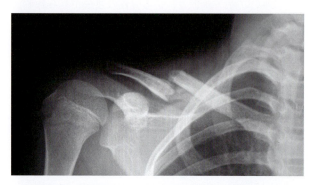

3週後

- 仮骨による骨性の連続がみられる．

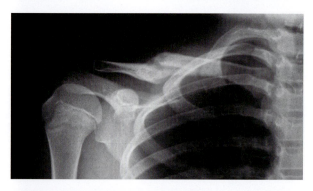

9週後

- 骨癒合は完成した．スポーツ復帰した．

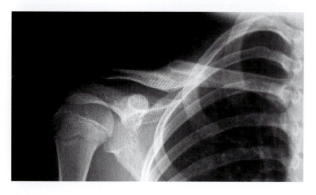

4か月後

- 臨床的には問題はないが，自家矯正はまだ進行中．

症例 9	右鎖骨骨折（13歳10か月，男子）
受傷機転	リレーの練習中転倒し右肩を強打

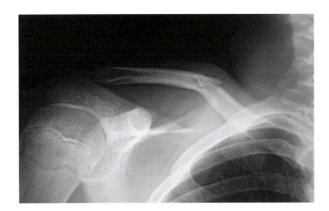

初診時
治療 ● 鎖骨バンド固定 4 週

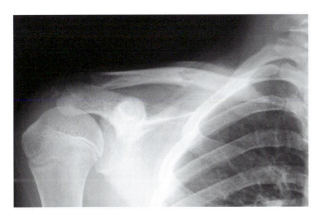

4 週後
● 仮骨形成がみられる．

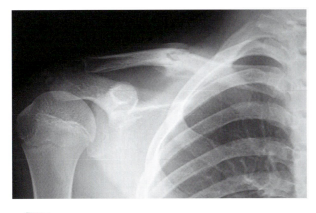

8 週後
● 骨癒合はほぼ完成している．

ポイント

　小児の鎖骨骨折では，転位や変形が著明であっても，通常は骨癒合や自家矯正が十分に期待できるため保存治療の適応となる．まれに年長児（10歳以降）で，早期のスポーツ復帰などのため手術適応となることがある．

症例 10　左鎖骨骨折（15歳1か月，女子）

受傷機転　ウォータースライダーから転落

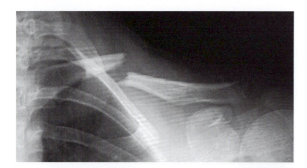

受傷直後
- 治療●鎖骨バンド装着

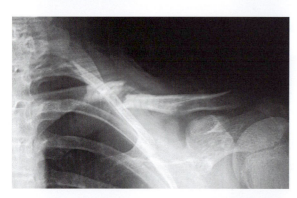

3週後
- わずかに仮骨形成がみられる（鎖骨バンドは4週まで装着した）．

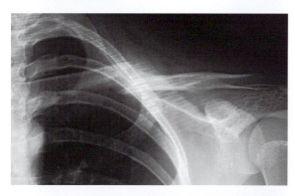

2か月後
- 仮骨形成は十分であり，体育程度の運動から許可した．

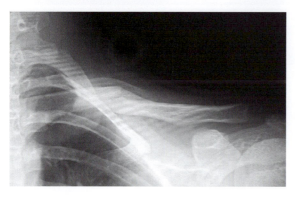

4か月後
- 自家矯正はほぼ完成した．
- 外見上の変化はみられない．

b 上腕骨骨折

1 上腕骨近位骨折

症例 11 左上腕骨近位骨折（2歳2か月，男児）

受傷機転 室内での転倒

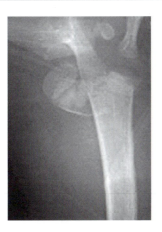

受傷1週後
- 骨折部の著明な転位と短縮を認める．

治療 ● 体幹との弾力包帯固定3週

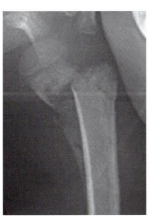

5週後
- 仮骨による骨性の連続がみられる．

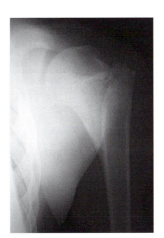

10週後
- 上肢長差，左肩関節可動域制限ともになし．
- 外見上も変形はみられない．

症例 12	右上腕骨近位骨折（10歳, 男子）
受傷機転	自転車に乗っていて転倒

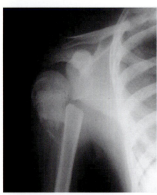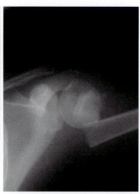

受傷1か月後

治療●体幹との弾力包帯固定
- 側方転位と短縮がある．
- 骨膜に沿った仮骨形成がみられる．

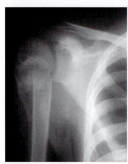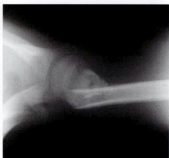

10週後
- 骨癒合に伴い自家矯正が進行している．この時点で可動域など機能障害はない．

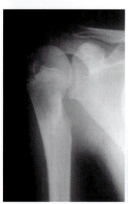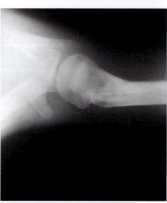

9か月後
- 自家矯正がほぼ完了している．整容的・機能的な問題はまったくない．

症例 13　左上腕骨近位骨折（12歳9か月，男子）

受傷機転　鉄棒から転落

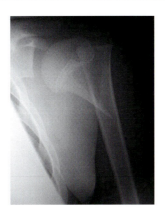

受傷直後
- 骨折部で完全に転位しており，変形および短縮が著明である．

治療● Hanging cast 固定 4 週

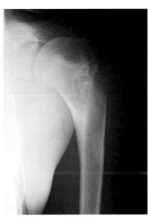

2か月後
- 自家矯正が進行している．

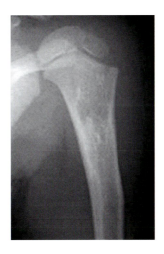

7か月後
- 上腕骨長差，左肩関節可動域制限ともになし．
- 自家矯正は完成した．

| 症例 14 | 右上腕骨近位骨折（13歳6か月，女子） |

受傷機転 高さ1.7 mの遊具からの転落

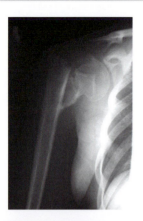

受傷1か月後
- 仮骨による骨性連続あり．

治療 ● Hanging cast 固定4週

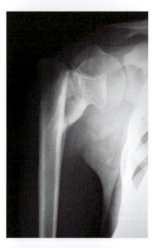

2か月後
- 骨性の連続が完成している．

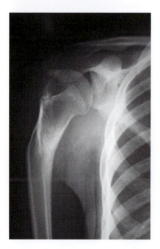

6か月後
- 右肩関節の可動域は正常である．

ポイント

上腕骨近位骨折は，最も自家矯正が旺盛な部位の1つであり，完全な転位や短縮を認める場合でも十分自家矯正が期待できる．

2 上腕骨骨幹部骨折

症例 15 左上腕骨骨幹部骨折（1 か月，女児）

受傷機転 分娩時骨折

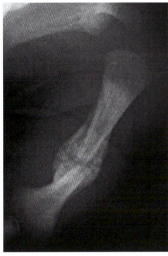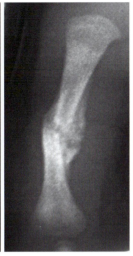

分娩 1 か月後
治療 ● 体幹固定 2 週

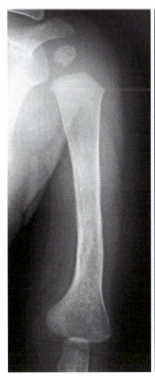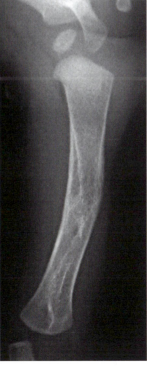

5 か月後
● 自家矯正は良好である．

症例 16　左上腕骨骨幹部骨折（6か月，男児）

受傷機転　1 m の高所からの転落

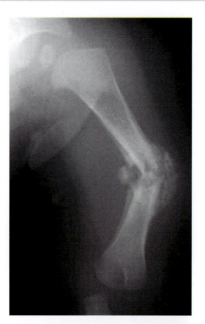

受傷 3 週後
- 治療●体幹との弾力包帯固定 3 週
- ●十分な仮骨形成がみられる．

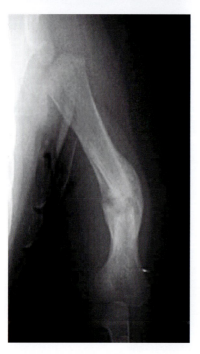

6 週後
- Wolff の法則により矯正がみられる．
- 自家矯正がみられ，骨癒合はほぼ完成している．

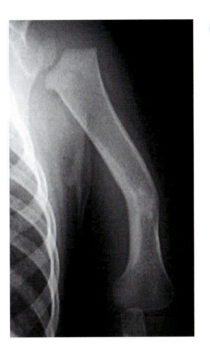

3か月後
- 骨癒合は完成し，自家矯正も進んでいる．

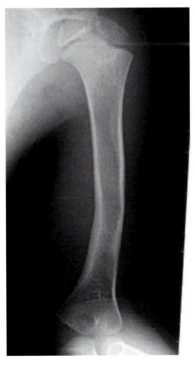

6か月後
- わずかな内反を残すのみで，自家矯正が完成した．
- 機能的にも問題はない．

症例 17 左上腕骨骨幹部骨折（7か月，男児）

受傷機転　兄に手を引っ張られた

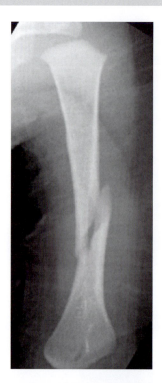

初診時

治療●体幹との弾力包帯固定3週

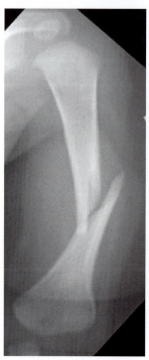

9日後

● 転位の増悪がみられたが，*in situ* とし自家矯正を期待した．

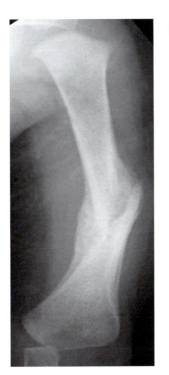

1か月後
- 骨癒合が完成．Wolffの法則による rounding off がみられる．

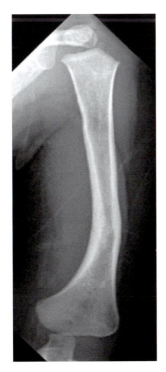

7か月後
- 自家矯正がみられる．機能・整容両面での問題はない．

症例 18　右上腕骨骨幹部骨折（1歳6か月，女児）

受傷機転　遊具からの転落

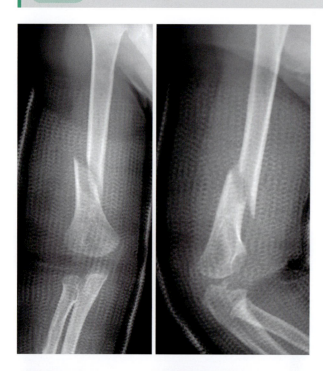

受傷直後

治療 ● ギプス固定3週

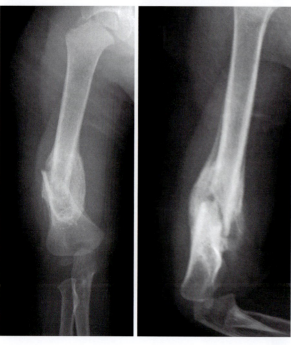

4週後

- 旺盛な仮骨形成がみられる．
- 冠状面において内反変形が増強している．

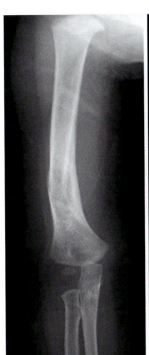
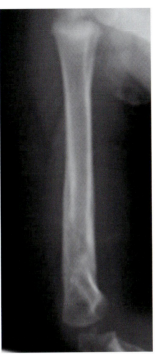

> **12週後**
> - 骨癒合の完成と自家矯正の進行がみられる．

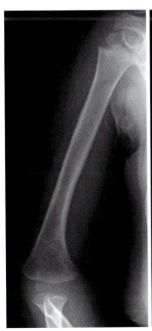
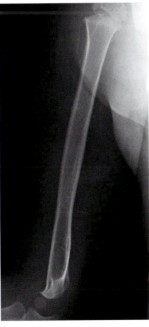

> **12か月後**
> - 自家矯正が完成した．
> - 機能的・整容的な問題はない．

症例 19	左上腕骨骨幹部骨折（6歳，男子）
受傷機転	歩行中，乗用車にひかれ受傷．多発外傷

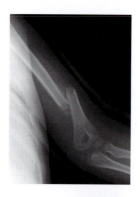

受傷3週後

治療 ● 牽引のあと，ギプス固定
● 約25°の内反変形がみられたが，ギプス固定を続行した．

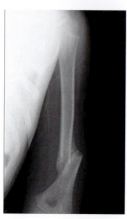

6週後

● 約25°の内反位のまま仮骨形成がみられる．
● 整容的にも内反変形がみられる．

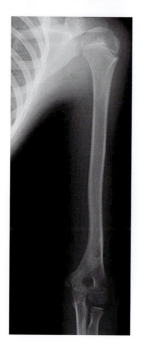

4年後

● 内反変形はほぼ自家矯正した．
● 整容的・機能的な異常はみられない．

症例 20	右上腕骨骨幹部骨折（10歳，男子）
受傷機転	雲梯からの転落

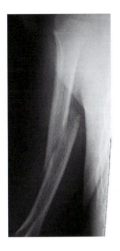

受傷 4 週後
- 骨折部の転位を認め，変形および短縮したまま仮骨形成を認める．

治療 ● Hanging cast 固定 4 週

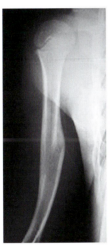

6 か月後
- 骨癒合が完成した．

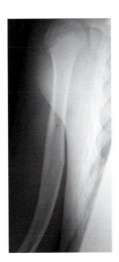

2 年 1 か月後
- 自家矯正が完成した．
- 軽度の外反変形はみられるが，機能的・整容的に問題はない．

3 上腕骨顆上骨折

症例 21 右上腕骨顆上骨折（5歳5か月，女児）【Gartland分類Ⅱ型】

受傷機転 公園で転倒

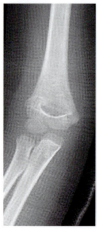
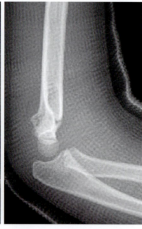

初診時

治療 ● tilting angle（TA）は0°であるが，このままギプス固定2週とした．

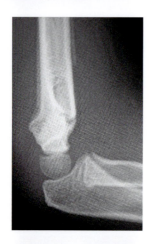

2週後

● 仮骨形成がみられる．

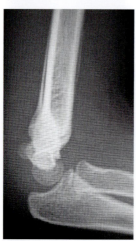

1か月後

● TAの自家矯正がわずかにみられる．

1 上肢　b 上腕骨骨折

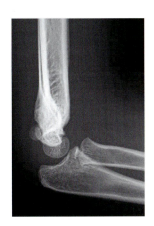

3か月後
- TAはほぼ0°のまま，自家矯正はみられない．
- −5°の屈曲制限があるが，機能面ではまったく問題はない．

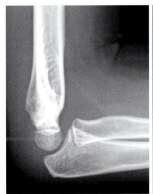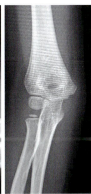

5か月後
- 可動域制限は改善した．
- 軽度の外反肘はあるが，肘関節外反角(carrying angle：CA)の健側差は5°であった．

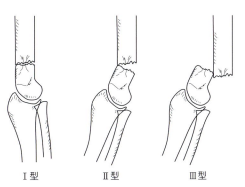

Gartland分類
Ⅰ型：転位が全くないか，ごく軽度なもの．
Ⅱ型：角状変形はあるが，一部骨皮質は連続性を保っているもの．
Ⅲ型：完全に転位しているもの．

| 症例 22 | 右上腕骨顆上骨折（5歳10か月，男児）【Gartland 分類Ⅱ型】 |

受傷機転 家の中で転倒

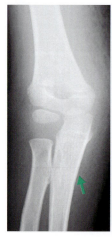
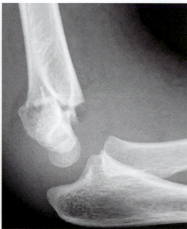

初診時

治療 ● TA 低下と矢状面の転位がみられたが，徒手整復せずギプス固定3週．

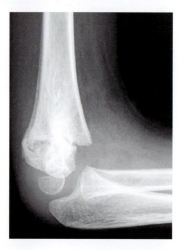

1か月後

● 仮骨形成があり，ADL free とした．

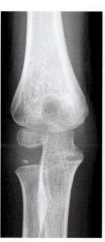
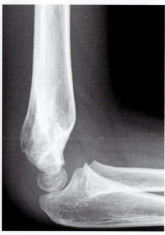

3か月後

● 骨癒合は完成し，矢状面の転位は自家矯正している．TA は軽度改善．可動域制限はない．

| 1 上肢 | b 上腕骨骨折

症例 23　右上腕骨顆上骨折(6歳,男子)【Gartland分類Ⅱ型】

受傷機転　家の中で転倒

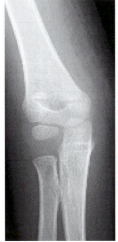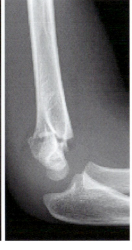

受傷直後

治療● ギプス固定3週

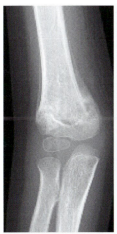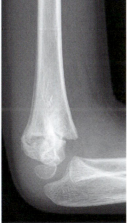

5週後

- 仮骨形成により固定性は十分であるが,矢状面で軽度の転位と回旋転位が残存している.

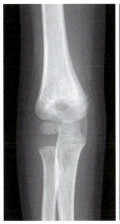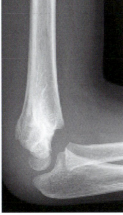

3か月後

- 上腕骨遠位(屈側)に骨性隆起がみられた.

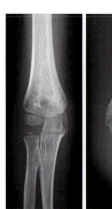
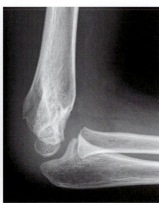

6か月後
- 矢状面の自家矯正は進んでいる．可動域制限，内・外反肘変形はない．

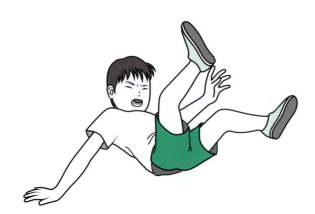

> **症例 24** 左上腕骨顆上骨折（7歳，男子）【Gartland分類Ⅱ型】
>
> **受傷機転** 遊んでいた際に転倒

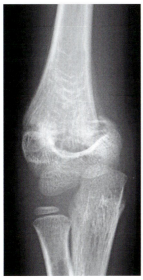
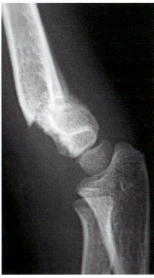

> 受傷2週後（当院初診時）

治療 ● 近医にてシーネ固定されるも，その後増悪．紹介受診となる．

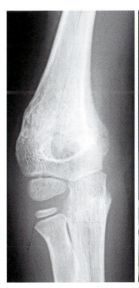
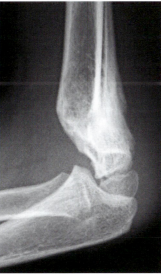

> 3か月後

- 自家矯正はみられるが，TAはほぼ−10°であり，屈曲制限−20°，内反肘20°．
- 家族の希望により，変形矯正手術予定とした．

症例 25　左上腕骨顆上骨折（7歳6か月，男子）【Gartland分類Ⅱ型】

受傷機転　跳び箱から転落

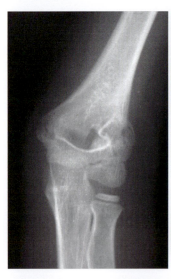
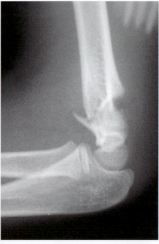

受傷直後
- TAはほぼ0°．

治療●徒手整復せずギプス固定4週

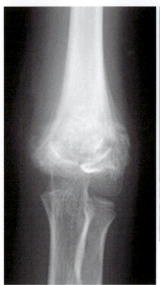
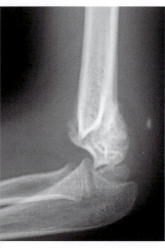

4週後
- TAは-5°に悪化した．

1 上肢 | b 上腕骨骨折

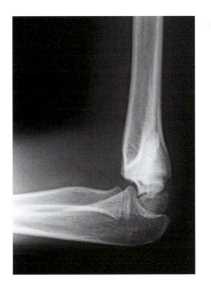

3か月後
- TAの自然改善はみられない．

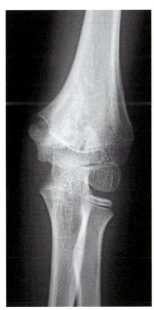 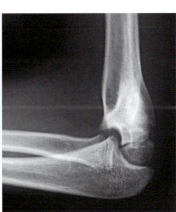

6か月後
- 自家矯正はみられない．
- 約20°の屈曲制限あり．
- 家族と相談のうえ，手術予定とした．

> **症例 26** 左上腕骨顆上骨折（8歳2か月，男子）【Gartland 分類Ⅱ型】
>
> **受傷機転** 鉄棒から転落

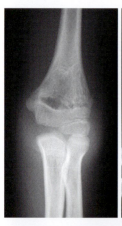
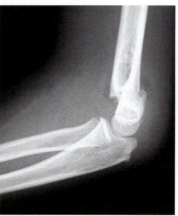

受傷直後
- TA は 5°．

治療 ● ギプス固定 4 週

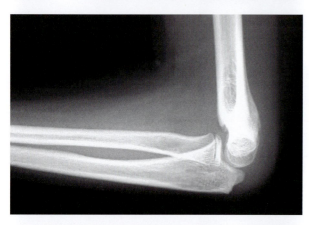

7 週後
- 自家矯正が進んでいる．

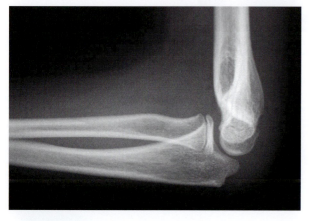

4.5 か月後
- TA は 5°のままであるが，可動域制限はない．

ポイント

上腕骨遠位では矢状面・冠状面ともに角状変形に対する自家矯正度は低い．

4 上腕骨外側顆骨折

症例 27 右上腕骨外側顆骨折（1歳10か月，女児）【Wadsworth 分類 I 型】

受傷機転 階段から転落

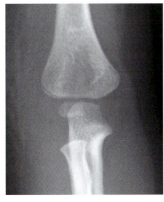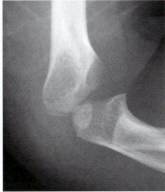

受傷直後
- 骨折線がわずかにみられる．

治療● ギプス固定 7 週

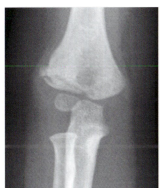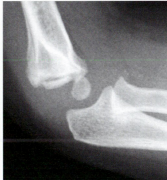

7 週後（ギプス除去後）
- 骨折線はより明瞭となり仮骨形成も旺盛となった．引き続き経過観察を続ける．

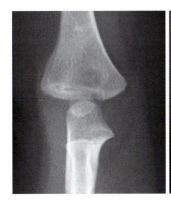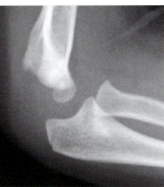

14 週後
- 骨癒合が完成した．この時点までの経過観察は必須である．

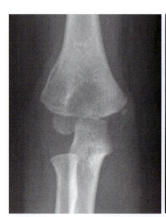 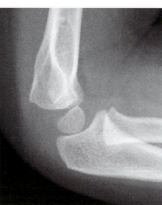

> **10か月後**
> ● 最終診察とした.

症例 28 右上腕骨外側顆骨折（2歳4か月，男児）【Wadsworth分類Ⅰ型】
※同側の外側顆骨折の既往あり

受傷機転 芝生で遊んでいた際に転倒

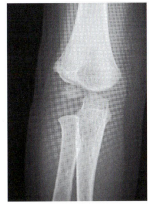
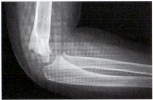

受傷3週後（当院初診時）
治療 ● ギプス固定3週（追加）

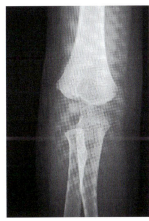
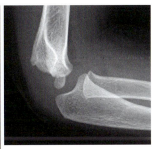

6週後（ギプス除去時）

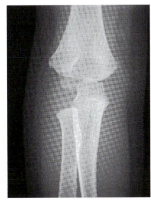
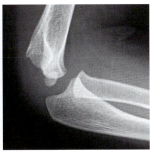

8週後
● 骨癒合は完成した．最終診察．

> **症例 29**　右上腕骨外側顆骨折（2歳11か月，男児）【Wadsworth 分類 I 型】
> **受傷機転**　滑り台から転落

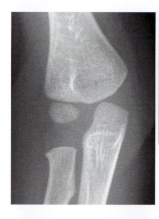
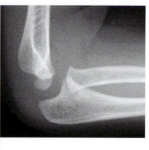

受傷直後

治療 ● ギプス固定6週．骨折線は不明瞭である．

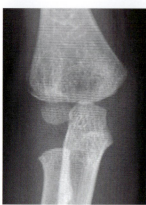
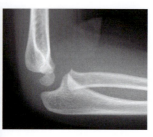

2週後

- 骨折線が明瞭となってきている．

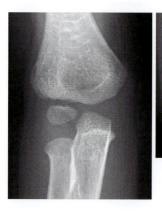
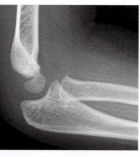

5週後

- 仮骨形成が確認できる．

1 上肢 　b 上腕骨骨折

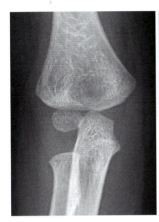

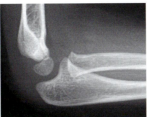

8週後
● 骨癒合の完成が確認できる．

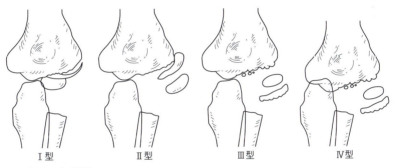

Ⅰ型　　　Ⅱ型　　　Ⅲ型　　　Ⅳ型

Wadsworth 分類
Ⅰ型：骨端核の転位がほとんどないもの．
Ⅱ型：骨片が亜脱臼しているもの．
Ⅲ型：骨片が完全に転位しているもの．
Ⅳ型：肘の脱臼を伴うもの．

ポイント

外側顆骨折における保存治療では，常にギプス内転位の可能性を念頭に置き，骨癒合の確認を確実に行うことが重要である．

症例 30	右上腕骨外側顆骨折（4歳7か月，男児）【Wadsworth 分類Ⅰ型】
受傷機転	1mの高所からの転落

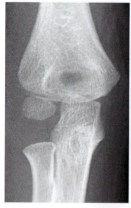 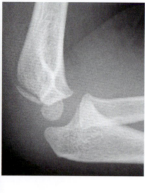

受傷時

治療 ● 肘関節過屈曲位にてギプス固定6週

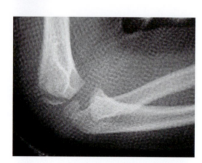

2週後（ギプス内）

● 骨折部の転位が増悪．これ以上の転位がみられれば手術が必要と家族に説明した．

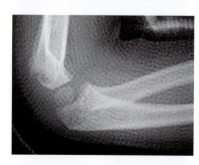

4週後

● さらなる転位はなく，ギプス固定を2週追加した．

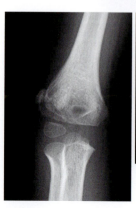 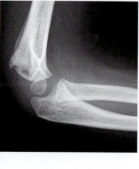

6週後

● ギプスを外し，運動制限を指示した．

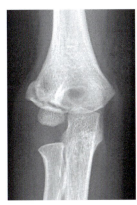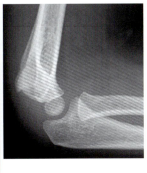

10週後
- 正面像では骨癒合は不完全である.
- 運動制限を継続した.

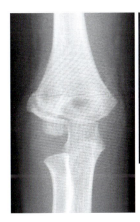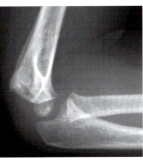

12週後
- 正面像にて多少骨癒合が進行している.
- 軽い運動は許可した(ただし,鉄棒やボール投げなどは禁止した).

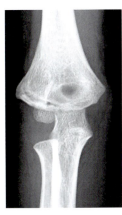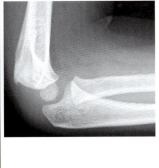

5か月後
- 正面像では骨透亮像が多少みられるが,側面像では骨癒合は完成している.定期的な経過観察は終了した.

5 上腕骨内側(上)顆骨折

症例 31 右上腕骨内側顆骨折(5歳,男児)

受傷機転 不明

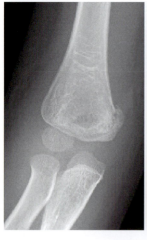
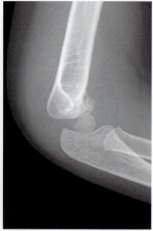

受傷3週後(初診時)

治療 ● ギプス固定3週

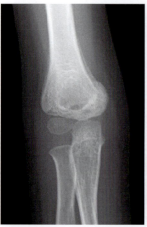
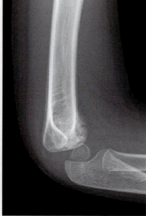

3週後

● 仮骨形成良好．ADL free とした．

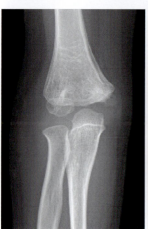
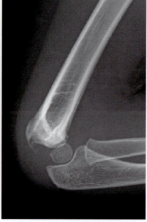

3か月後

● 可動域制限はない．

症例 32	右上腕骨内側上顆骨折（5歳2か月，男児）【Watson-Jones分類Ⅱ型】
受傷機転	スケートボードから転倒

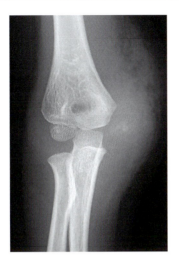

受傷直後

治療 ● 軟部の腫脹が著明（挫創あり），保存治療とした．
● ギプス固定4週（うち2週シーネ固定）．

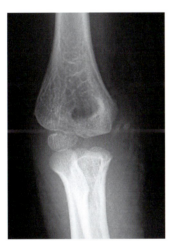

2週後

● わずかな仮骨形成がみられる．

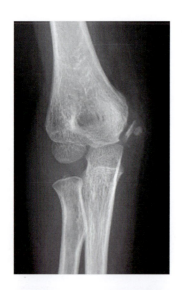

> 9週後
- 受傷後4週より可動域訓練を開始した．
- 伸展制限は10°残存している．

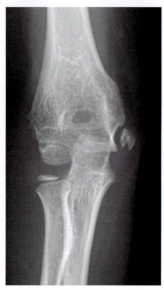

> 20か月後
- X線像上は癒合不全がみられるが，可動域制限，不安定性ともにない．

症例 33	左上腕骨内側上顆骨折（10歳，男子）【Watson-Jones 分類Ⅱ型】
受傷機転	1mの高所からの転落

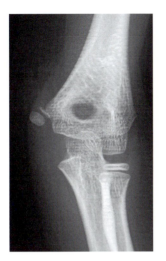

受傷直後

治療 ● ギプス固定3週

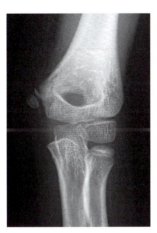

3週後

● 可動域訓練を開始した．

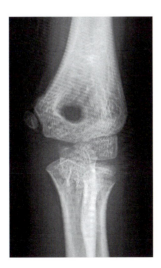

6週後

● わずかに屈曲・伸展制限がある．

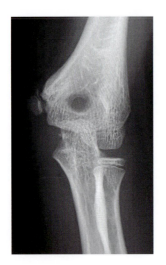

> **4 か月後**
> ● 可動域制限・側方動揺性はない.

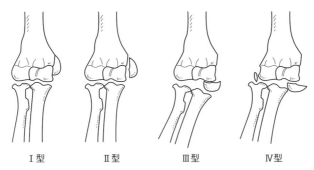

Ⅰ型　　Ⅱ型　　Ⅲ型　　Ⅳ型

Watson-Jones 分類
Ⅰ型：骨片の転位なし.
Ⅱ型：骨片の5mm以上の転位あり.
Ⅲ型：骨片の関節内への嵌頓.
Ⅳ型：肘関節脱臼に伴う関節内嵌頓.

> **症例 34** 右上腕骨内側上顆骨折（10歳3か月，女子）【Watson-Jones 分類Ⅱ型】
>
> **受傷機転** 器械体操の着地に失敗

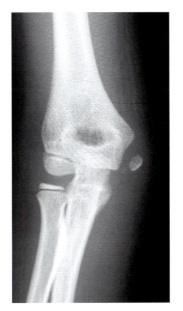

受傷 1 週後

治療 ● 手術を勧めるも，器械体操への早期復帰を希望．保存治療を選択．

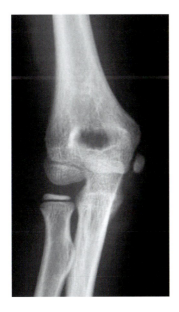

5 週後

● 受傷 3 週後より可動域訓練を開始した．

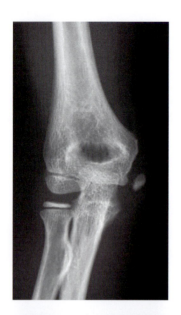

> **10週後**
> - 6週後より徐々に運動復帰とした．

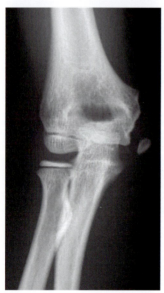

> **6か月後**
> - 癒合不全あるが，右肘側方動揺性なし．可動域制限なし．
> - 器械体操に復帰している．

症例 35　左上腕骨内側上顆骨折（12歳，男子）【Watson-Jones 分類 I 型】

受傷機転　跳び箱から転落

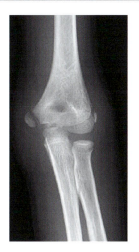

受傷直後

治療● ギプス固定 3 週

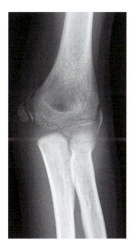

4 週後
- 仮骨形成は良好である．

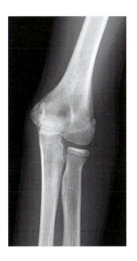

6 か月後
- 骨癒合が完成した．可動域制限はない．

ポイント

骨片の関節内嵌頓以外は，手術の絶対的適応にはならない．

C 前腕骨骨折

1 尺骨・橈骨近位骨折

症例 36 右尺骨肘頭骨折（2歳9か月，男児）

受傷機転 遊具から転落

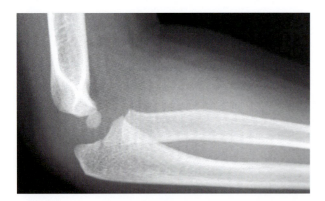

受傷直後

治療 ● ギプス固定2週

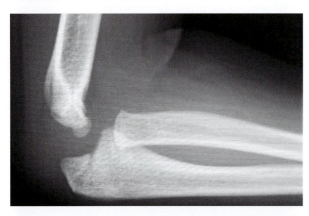

2週後
- 骨折線が明瞭となった．
- 可動域訓練を開始．

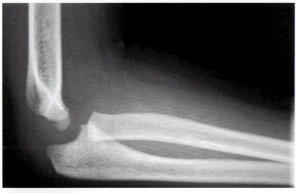

8週後
- 可動域制限はない．

ポイント

肘頭骨折を含む尺骨骨折では，必ず橈骨頭脱臼の有無を確認する必要がある．

症例 37 左尺骨肘頭骨折（6歳，男子）

受傷機転 朝礼台から転落

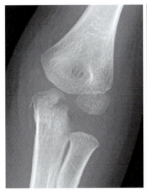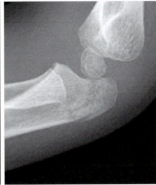

受傷直後
- 橈骨頭脱臼なし．

治療 ● ギプス固定 3 週

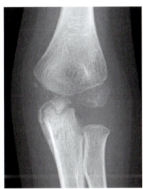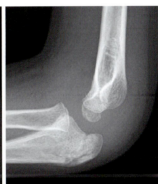

2 週後
- 仮骨形成は良好である．

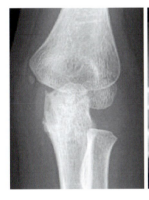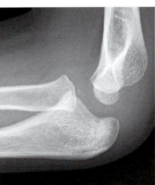

8 週後
- 骨癒合は完成した．
- 機能的問題はない．

症例 38	左尺骨肘頭骨折（6歳，男子）
受傷機転	1m前後の高所からの転落

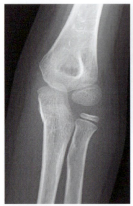
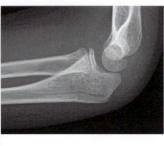

受傷直後
- 橈骨頭のわずかな転位がみられる．

治療 ● ギプス固定3週

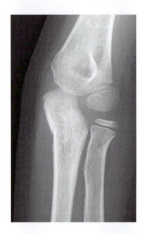

4週後
- 可動域（回内・外）制限はみられない．

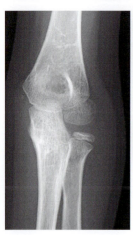
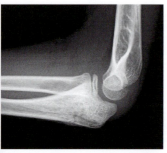

8週後
- 骨癒合，自家矯正を得られており，回内・外を含め可動域制限もない．

1 上肢　c 前腕骨骨折

症例 39　右尺骨近位（肘頭）骨折（8歳6か月，男子）

受傷機転　走行中に転倒

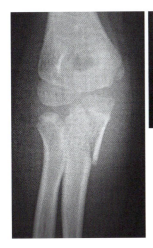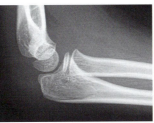

受傷直後
- 橈骨頭脱臼なし．

治療● ギプス固定4週

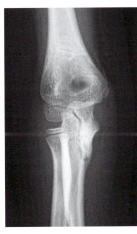

6週後
- 仮骨形成は良好である．

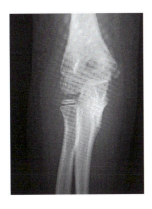

2か月後
- 自家矯正は完了した．

症例 40	左尺骨肘頭骨折（8歳10か月，女子）
受傷機転	自転車に乗っていて転倒

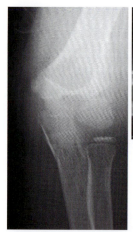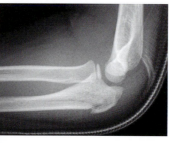

受傷直後
- 橈骨頭脱臼なし．

治療● ギプス固定6週（第3骨片があるため）

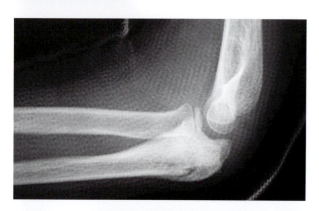

6週後
- ギプスを除去した．

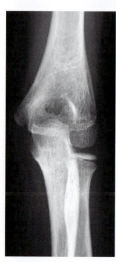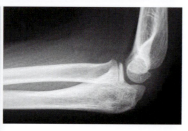

5.5か月後
- 骨癒合は完成し，自家矯正も得られている．可動域制限もない．

| 症例 41 | 右尺骨鉤状突起剝離骨折（6歳8か月，男子） |

受傷機転 下校中に転倒

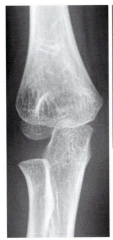
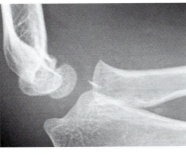

受傷直後
- わずかに側面像にて剝離骨片がみられる．正面像では明らかではない．

治療 ● ギプス固定4週

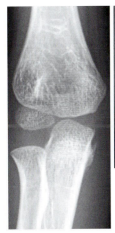
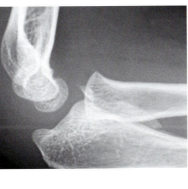

4週後
- 側面像にて骨片がよりはっきりし，正面像でも鉤状突起の内側に仮骨形成がみられる．

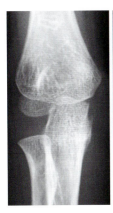
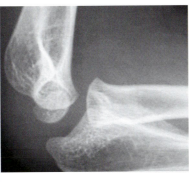

2か月後
- 骨片の拡大がみられたが，鉤状突起との骨癒合は得られた．可動域（屈曲）制限はみられない．

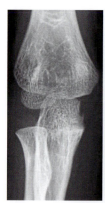
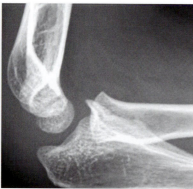

> **3か月後**
> ● 骨片のわずかな自家矯正がみられる．

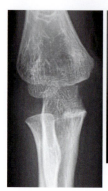
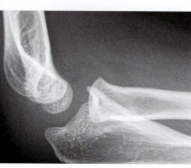

> **5か月後**
> ● 正面・側面像にて自家矯正がほぼ完成した．
> ● 可動域制限・不安定性はない．

鉤状突起骨折では，靱帯損傷を伴うこともあり，肘関節の不安定性については注意を要する．

| 症例 42 | 右橈骨頚部骨折（6歳，男子） |

受傷機転 雲梯から転落

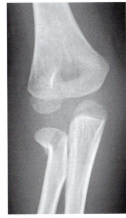
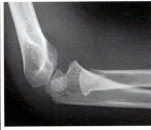

受傷直後
- 約2mmの側方転位

治療 ● ギプス固定3週

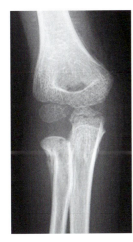
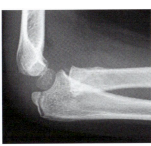

3週後
- 仮骨形成は良好．また，自家矯正がみられる．

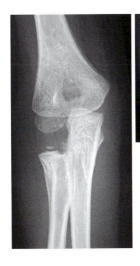
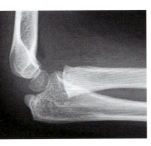

8週後
- 自家矯正は完了した．可動域制限はない．

症例 43	左橈骨頚部骨折（8歳5か月，男子）
受傷機転	3mの高所からの転落

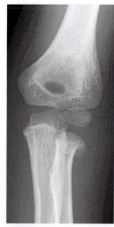
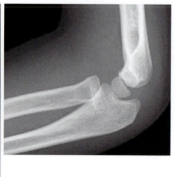

受傷直後
- 約30°の骨頭傾斜．

治療 ● ギプス固定3週

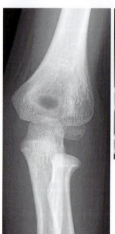
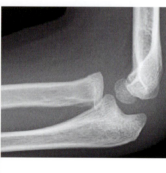

3週後
- 仮骨形成と自家矯正がみられる．

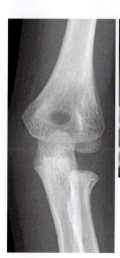
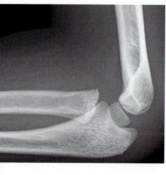

7週後
- 自家矯正と骨癒合が完成した．可動域制限はない．

1 上肢　c 前腕骨骨折

| 症例 44 | 右橈骨頚部骨折（11歳，男子） |
| 受傷機転 | 自転車走行中に転倒 |

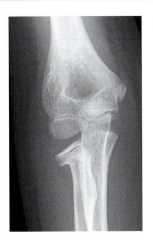

受傷直後
- 約30°の骨頭傾斜．

治療 ● ギプス固定4週

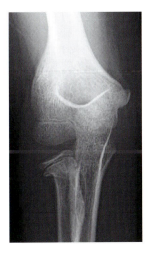

2週後
- ギプス内の増悪はない．

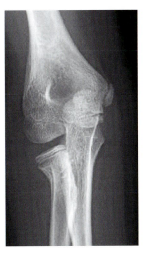

8週後
- 骨癒合と自家矯正が完成した．

ポイント

橈骨頭の傾斜が30°以内，転位が骨頭径の1/2以下では自家矯正が期待できる．

2 前腕骨骨幹部骨折

> **症例 45** 左前腕骨骨幹部骨折（2歳，男児）
>
> **受傷機転** 1.5 mの高所より転落

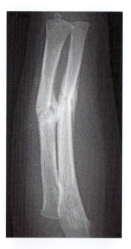

受傷3週後（当院初診時）

治療● 他院にてギプス固定3週
● 角状変形を認めるも，すでに仮骨形成がみられる．

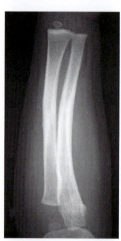

5か月後

● 骨癒合が完成した．また，自家矯正（rounding off）がみられる．
● 受傷後2か月で運動復帰を許可した．

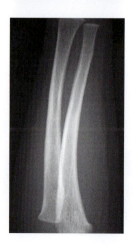

16か月後

● 自家矯正は良好である．

> **症例 46** 左前腕骨骨幹部骨折（3歳，男児）
>
> **受傷機転** 高所から飛び降り

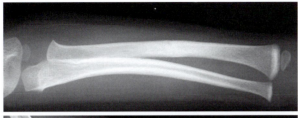

受傷6週後
- 他院にてギプス固定により骨癒合は得られたが，残存する変形が気になり当科を初診した．家族と相談のうえ，自家矯正を期待し経過観察のみとした．

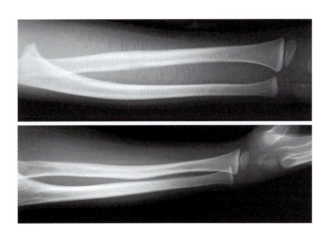

10週後
- 自家矯正が得られており，可動域制限（回内・外）もない．外見上も変形はない．

症例 47	右前腕骨骨幹部（橈骨）骨折（3歳9か月，男児）
受傷機転	遊具から転落

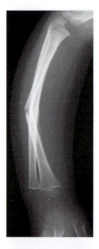

受傷3週後（当院初診時）
- 橈骨の角状変形が30°残存しているが，ギプス固定を続行した．

治療 ● ギプス固定3週追加

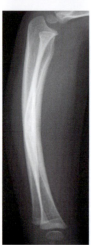

5か月後
- 自家矯正が進んでおり，可動域制限もみられない．
- 受傷2か月後より運動を許可した．

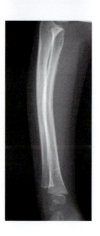

2年後
- 自家矯正が完成した．

> **症例 48** 右前腕骨骨幹部骨折(遠位 1/3)(5 歳 10 か月,男児)
>
> **受傷機転** 公園で遊んでいた際に転倒

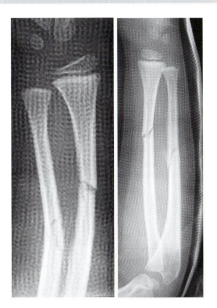

1 週後

治療● 徒手整復後ギプス固定 4 週
- AP 像にて尺骨の軽度の橈側偏位がみられるが,橈骨の alignment は正面,側面像ともに良好である.

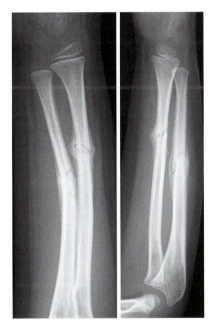

4 週後

- 良好な仮骨形成がみられる.
- 可動域訓練を開始した.

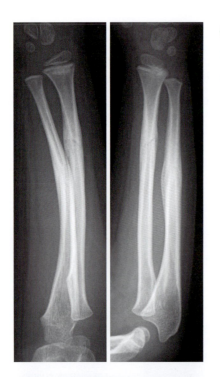

2か月後
- 骨癒合はほぼ完成した．
- 尺骨の橈側偏位は残存している．

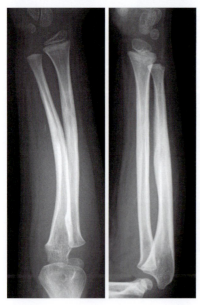

4か月後
- 回内・外制限なし．肉眼所見でも変形はない．
- 正面像にて尺骨の橈側への彎曲は残存しているが，機能的・整容的問題はまったくない．

症例 49	左前腕骨骨幹部（橈骨）骨折（7歳，男子）
受傷機転	登校中に転倒し強打

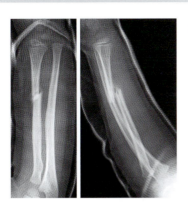

受傷2週後（当院初診時）
- 近医にてギプス固定を受けた．今後の治療方針のため紹介され受診した．

治療 ● ギプス固定4週を追加

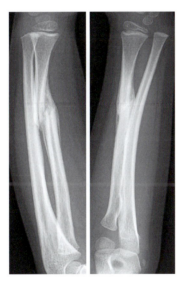

6週後
- 仮骨形成は良好である．
- 受傷後10週より運動を許可した．

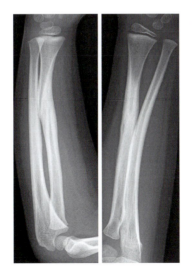

4か月後
- 自家矯正はみられるも，軽度の変形は残存する．しかし，回内・外を含む可動域制限はない．

症例 50	右前腕骨骨幹部（橈骨）骨折（7歳，女子）
受傷機転	ドッジボール中に転倒

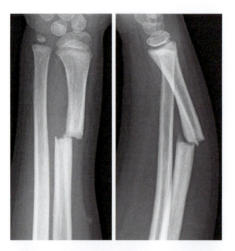

受傷直後

治療● 徒手整復を試みるも困難なため，骨折部での転位，変形は残存するも，このままギプス固定（5週間）とした．

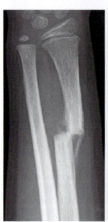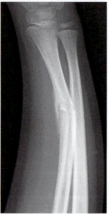

3週後

- 仮骨形成がみられる．
- 術後5週より可動域訓練を開始した．

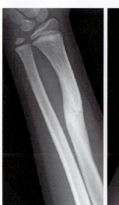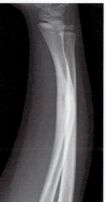

3か月後

- 自家矯正はみられる．この時点で5～10°の回外制限がみられた．

| 1 上肢 | c 前腕骨骨折 |

| 症例 51 | 左前腕骨骨幹部骨折（9歳11か月，男子） |
| 受傷機転 | スケートボード中に転倒 |

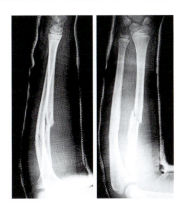

受傷3週後
- 初診時に徒手整復しギプス固定を施行した．軽度の転位は残存している．

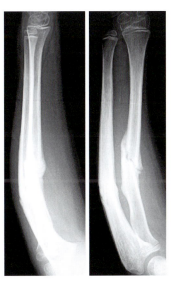

6週後
- 初期治癒は得られたが，橈・尺骨の下方凸変形は残存している．

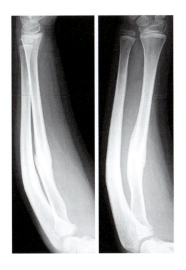

3か月後
- 自家矯正はみられるものの，変形は残存している．しかし，回内・外を含む可動域制限を認めない．

症例 52 右前腕骨骨幹部骨折（12歳，男子）

受傷機転 跳び箱での着地失敗

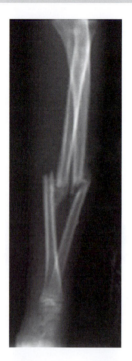

受傷2か月後（当院初診時）

治療 ● 近医にてギプス固定を1.5か月間施行されたが，今後の方針について紹介受診した．仮骨形成による初期治癒は得られている．家族と相談のうえ，このまま自家矯正に期待することとし，可動域訓練を開始した．

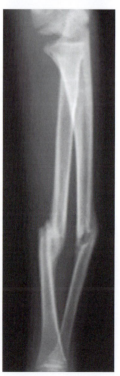

3か月後

- 骨癒合は進んでいる．自家矯正（rounding off）もみられる．
- 運動以外はすべて許可した．

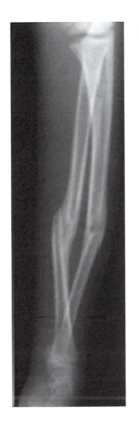

> **5か月後**
> - 骨癒合と自家矯正が進んでいる.
> - 体育の授業のみ許可した.

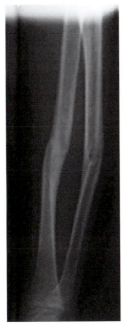

> **6か月後**
> - 自家矯正が十分認められる.
> - すべての運動を許可した. 可動域制限も(回内・外も含め)ない.

症例 53	右前腕骨骨幹部骨折(尺骨骨折・橈骨塑性変形)(13歳9か月, 男子)
受傷機転	走行中に転倒

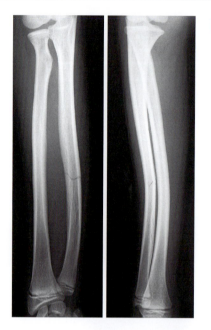

受傷直後
- 橈骨の塑性変形がみられた.

治療 ● ギプスシーネ固定3週

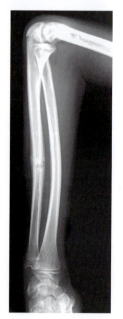

3週後
- 尺骨骨折部に仮骨形成がみられる.

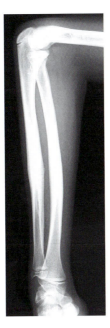

2か月後
- 尺骨の骨癒合は完成した．橈・尺骨の自家矯正が得られている．

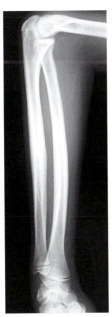

6か月後
- 自家矯正は得られ，可動域制限もない．

ポイント

前腕骨骨幹部骨折（中1/2）では再骨折がよくみられるため，十分な骨癒合を待ってから運動を許可すべきである．

3 前腕骨遠位端骨折

症例 54　右橈・尺骨遠位端骨折（1歳10か月，女児）

受傷機転　滑り台から転落

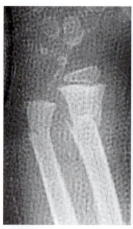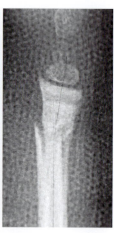

受傷5日後

治療 ● 徒手整復後ギプス固定

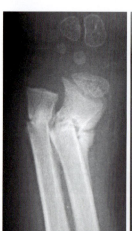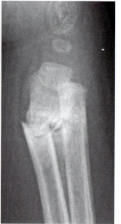

3週後

- ギプス内での転位が増悪したが，仮骨形成が旺盛であり，このまま経過観察とした．

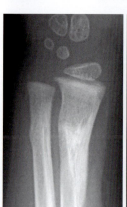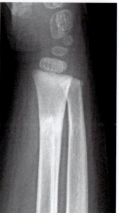

4か月後

- 自家矯正は完成した．

症例 55	右橈・尺骨遠位端骨折（4歳，男児）
受傷機転	自転車走行中に転倒

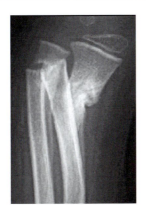

受傷3週後（当院初診時）
- 橈骨・尺骨とも骨折部での著明な転位を認めるが，すでに仮骨形成を認める．

治療● 近医にて徒手整復術を受けるも，ギプス内にて再転位．今後の方針について紹介され受診した．家族と相談のうえ，保存治療を続行した．ギプス固定3週追加．その後，可動域訓練を開始した．

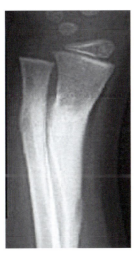

3か月後
- 自家矯正がかなりみられる．

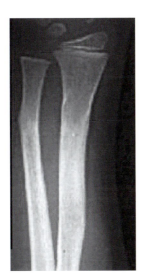

9か月後
- 自家矯正は完成している．
- 機能的・整容的問題はない．

症例 56	左橈骨遠位端骨折（5歳，男児）
受傷機転	キックボードをしていた際に転倒

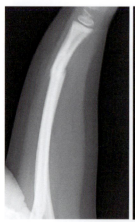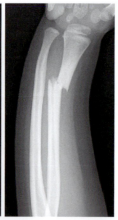

受傷直後

治療 ● 徒手整復後ギプス固定 4 週

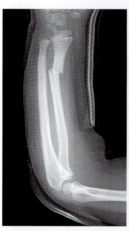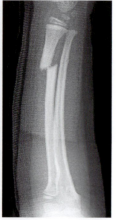

2 週後

● ギプス内増悪はない．

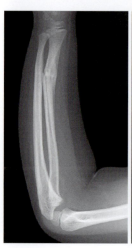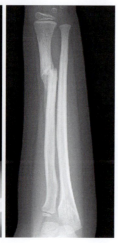

4 週後

● 仮骨形成は良好である．可動域訓練を開始した．
● 運動は禁止とした．

1 上肢　c 前腕骨骨折

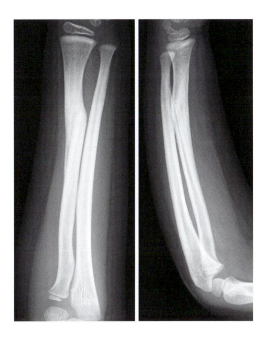

●8週後
・すべての運動復帰を許可した．

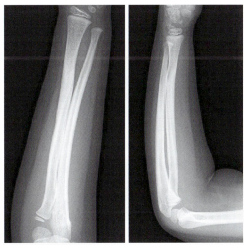

●6か月後
・自家矯正が十分みられている．可動域制限はない．

| 症例 57 | 右橈骨遠位端骨折（7歳，男子） |

受傷機転 転倒し，手をついたことによる

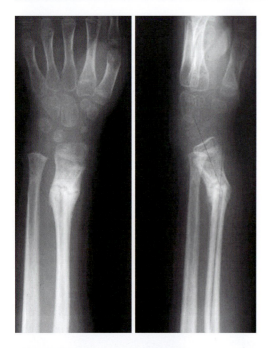

初診時
- すでに旺盛な仮骨形成がみられている．
- ギプス内増悪により約30°の掌側凸変形が生じている．

治療 ● ギプス固定4週

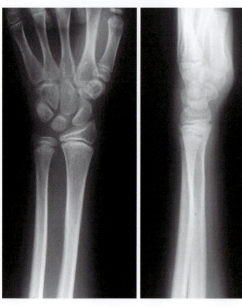

5年後
- 骨折した痕跡もなく，完全に自家矯正している．整容的・機能的問題もない

症例 58	左橈骨遠位端骨折（再骨折例）（7歳，男子）
受傷機転	転倒したことによる

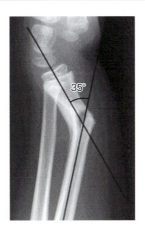

受傷6週後（当院初診時）

治療 ● 他院にてギプス固定6週
- ギプス内増悪により，約35°の掌側凸変形が遺残している．家族と手術による矯正骨切りについて相談したが，このまま経過観察とした．

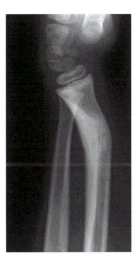

1年後
- Wolffの法則により自家矯正が生じているが，約25°の掌側凸変形が遺残している．

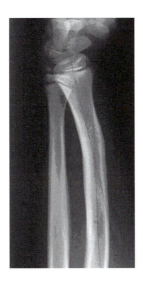

2年後
- さらなる自家矯正により，約10°まで改善がみられたが，軽度の回内・外制限がみられる．
- 初期治癒の段階で30°以上の変形治癒には注意を要する．

> | 症例 59 | 右橈・尺骨遠位端骨折（8歳，男子）
> | 受傷機転 | 自転車で走行中に転倒

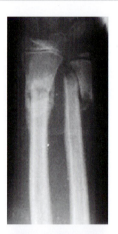

受傷1か月後（当院初診時）

治療 ● 治療方針について紹介受診．仮骨形成がみられたため，ギプス固定を2週追加した．

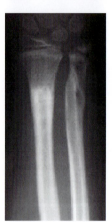

3か月後

● 骨癒合はほぼ完成している．

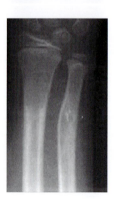

10か月後

● 自家矯正が十分にみられる．

症例 60	左橈・尺骨遠位端骨折（8歳，男子）
受傷機転	ドッジボールをしていた際に転倒

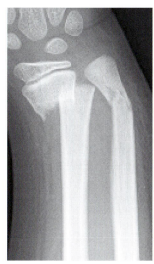 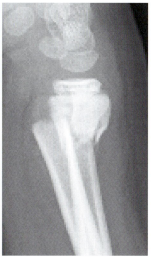

受傷直後

治療 ● 徒手整復後ギプス固定5週

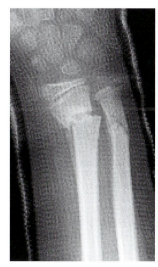 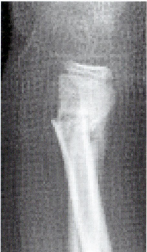

3週後

- 仮骨形成は十分にみられる．

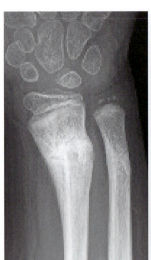
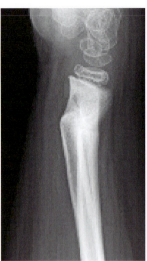

> **10週後**
- 骨癒合，自家矯正ともにほぼ完成している．

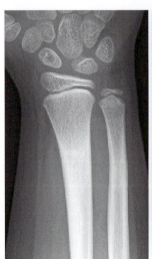
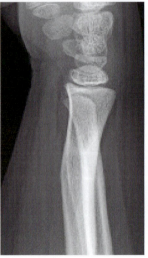

> **1年後**
- 矢状面にて橈骨遠位に軽度の変形はみられるが，機能・整容面でまったく問題はない．

症例 61	右橈・尺骨遠位端骨折（8歳9か月，男子）
受傷機転	サッカーの練習中，相手と接触し転倒

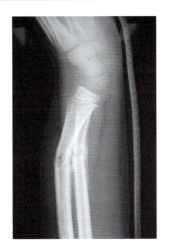

受傷3週後（当院初診時）
- 屈曲変形は残存しているが，仮骨形成を認めたためギプス固定を続行した．

治療● 近医より紹介受診．ギプス固定2週追加．5週後より可動域訓練を開始した．

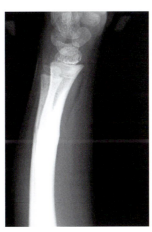

6か月後
- 骨癒合は完成，自家矯正もみられる．
- 8週後より運動を許可した．

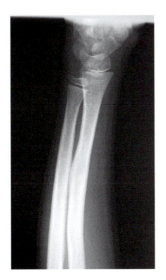

9か月後
- 自家矯正が完成している．

症例 62	左橈骨遠位端骨折（9歳，男子）
受傷機転	鉄棒から転落

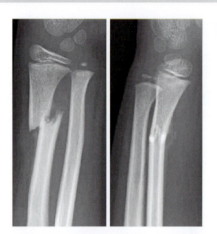

受傷直後

治療●ギプス固定5週

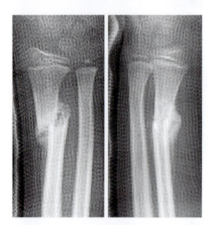

2週後

- ギプス内増悪はなく，仮骨形成も良好である．

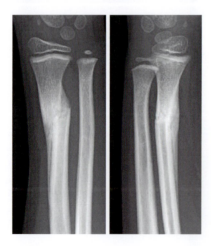

8週後

- 運動復帰を許可した．骨癒合と自家矯正は良好である．

症例 63	右橈骨・尺骨遠位端骨折（10歳，男子）
受傷機転	転倒した際に手をついたことによる

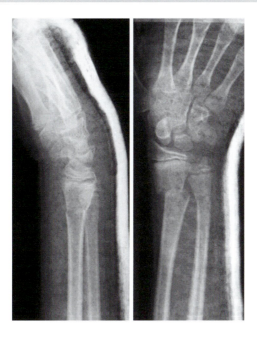

整復直後

治療 ● 初診時徒手整復後ギプス固定

● alignmentは良好である．

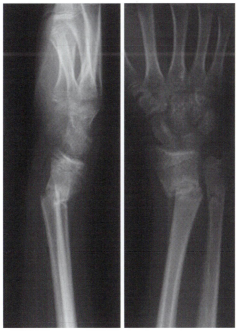

3週後

● ギプス内増悪（掌側凸30°，尺側凸20°）がみられるが，仮骨形成がすでにみられたためギプス固定を2週追加した．

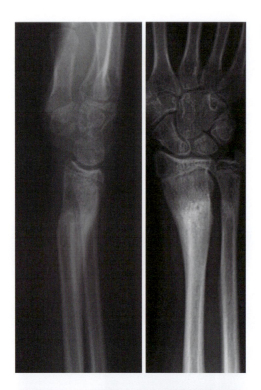

3か月後
- 10°程度の掌・尺側凸変形が残存している.

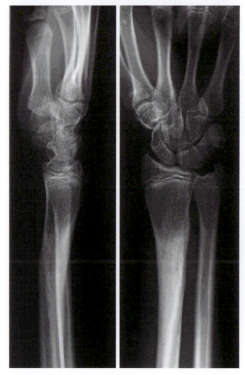

1年後
- 自家矯正により，骨端部の palmar tilt, radial inclination が改善している.

症例 64	右橈骨遠位端骨折（10歳4か月，女子）
受傷機転	モトクロスバイクで走行中に転倒

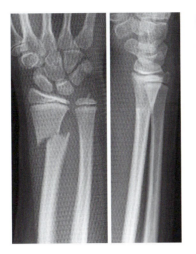

初診時

治療 ● 局所麻酔下に徒手整復を行うも，その後ギプス内転位が生じた．

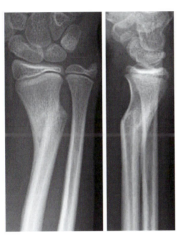

2か月後

● 転位が残存したが，骨癒合は完成した．

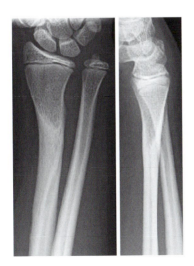

1年2か月後

● 自家矯正は良好である．

| 症例 65 | 右橈骨遠位端骨折(11歳, 男子) |

受傷機転 サッカーでゴールキーパーをしていた際にボールが右手関節に当たった

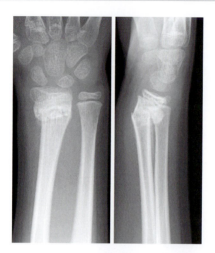

受傷3週後(当院初診時)

治療 ● 打撲と思い放置し, 3週後に近医受診し紹介となる.
● すでに仮骨形成がみられるため, 運動制限のみとした.

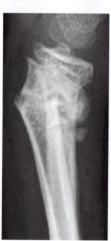

5週後

● 仮骨形成は進んでいる.
● 体育程度の運動から許可した.

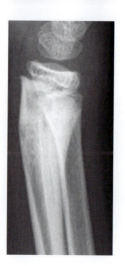

3か月後

● 自家矯正により, 成長軟骨板の傾斜が改善している.

1 上肢 c 前腕骨骨折

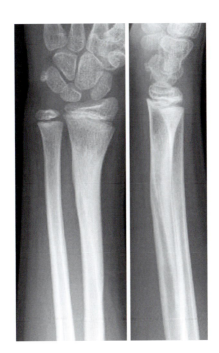

1年4か月後
- 変形はほぼ完全に自家矯正されている．

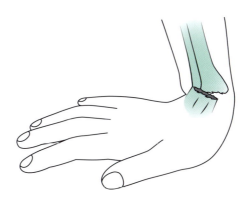

症例 66　左橈骨遠位端骨折（11歳5か月，女子）

受傷機転　体育の授業中に転倒

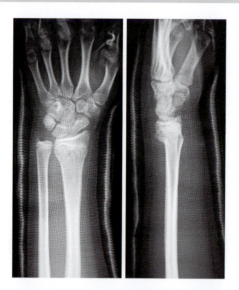

徒手整復後

治療 ● 徒手整復後，ギプス固定4週

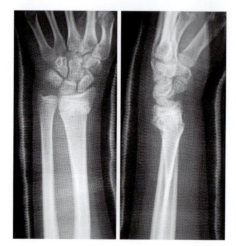

1週後

- ギプス内増悪が認められたが，保存治療を続行した．

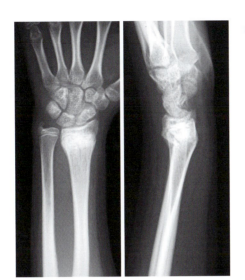

> **1か月後**
> ● 骨癒合と自家矯正が進んでいる．

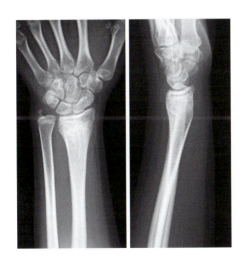

> **3か月後**
> ● 自家矯正が完成した．
> ● 可動域制限はなく，整容的にも問題はない．

症例 67	左橈・尺骨遠位端骨折（11歳10か月，男子）
受傷機転	ドッジボールをしていた際に転倒

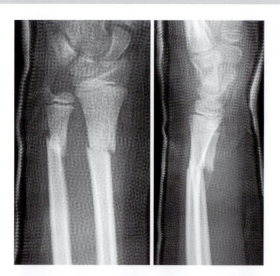

受傷1週後（徒手整復後）

治療 ● ギプス固定5週

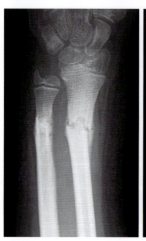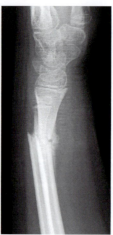

3週後

- ギプス内転位なし．仮骨形成は良好である．

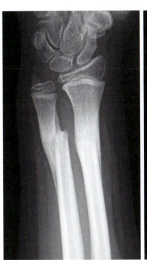
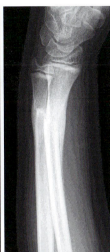

> 8週後
- 骨癒合はほぼ完了し，自家矯正も進行している．体育程度から運動を許可した．

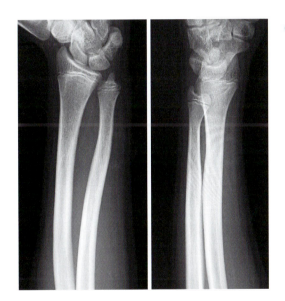

> 2年3か月後
- 骨癒合・自家矯正とも完了している．

> 症例 68　左橈・尺骨遠位端骨折（12歳，男子）
>
> 受傷機転　バスケットボール部での練習中に転倒

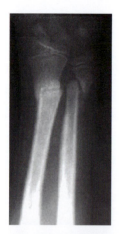

受傷1か月後（当院初診時）

治療 ● 他院にてギプス固定されたが，今後の治療方針について紹介受診．引き続き2週のギプス固定．

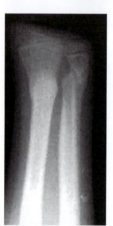

3か月後

● 骨癒合，自家矯正ともに進んでいる．

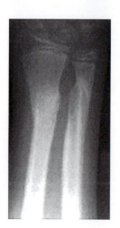

4か月後

● 骨癒合と自家矯正が完成している．
● 尺骨長も正常化している．

| 症例 69 | 右橈・尺骨遠位端骨折（13歳，男子） |

受傷機転 階段から転倒

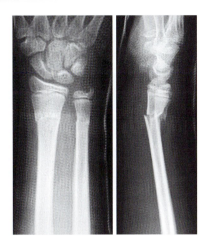

受傷3週後

治療 ● 徒手整復後，ギプス内増悪（軽度）あり
● ギプス固定5週

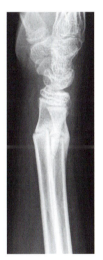

5週後

● 初期治癒．

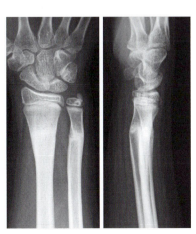

9週後

● 骨癒合と自家矯正は良好である．

4 橈骨遠位成長軟骨板損傷

症例 70 右橈骨遠位成長軟骨板損傷【Salter-Harris 分類Ⅱ型】(10歳, 男子)

受傷機転 野球の練習中, スライディングをしたことによる

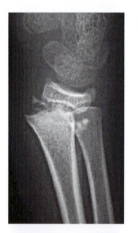

受傷3週後(当院初診時)

治療 ● 徒手整復後にギプス内増悪したため, 紹介受診した. 家族と相談のうえ, シーネ固定2週を追加とした.

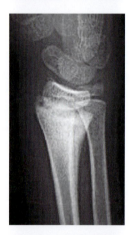

3か月後
- 自家矯正が進行している.

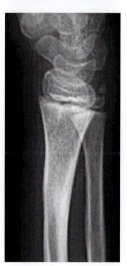

8か月後
- 骨癒合と自家矯正は完了している.

1 上肢　c 前腕骨骨折

| 症例 71 | 右橈骨遠位成長軟骨板損傷【Salter-Harris 分類 II 型】（11 歳，男子） |
| 受傷機転 | 運動会の組体操の際に転落 |

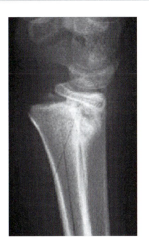

受傷 3 週後（当院初診時）

治療 ● すでに仮骨は旺盛に形成されているため，保存治療を続行した．ギプス固定 3 週追加．

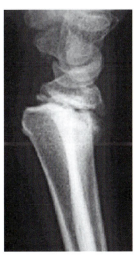

6 週後

- 骨形成は進んでおり，自家矯正も徐々に進んでいる．
- 運動以外は free とした．
- 10 週後から運動を許可した．

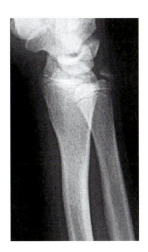

6 か月後

- 骨癒合と自家矯正は完了している．

症例 72	左橈骨遠位成長軟骨板損傷【Salter-Harris 分類Ⅱ型】(11歳5か月, 女子)
受傷機転	歩行中, 段差につまずき転倒

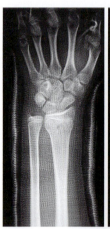
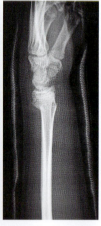

受傷直後(徒手整復後)

治療 ● 徒手整復後ギプス固定 6 週

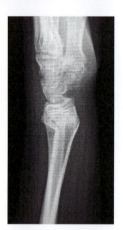

1 週後

● ギプス内増悪あるも, 自家矯正を期待しギプス固定を続行した.

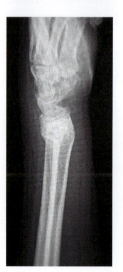

7 週後

● 自家矯正により成長軟骨板の傾斜は 10°程度改善している.

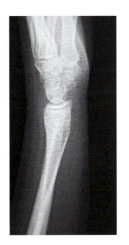

3か月後
- 骨癒合・自家矯正ともに良好である．

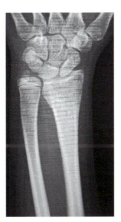

6か月後
- 橈骨遠位成長軟骨板の早期閉鎖による尺骨のplus variantがみられた．

ポイント

通常，Salter-Harris分類Ⅱ型の成長軟骨板損傷では，早期閉鎖を生じることはまれである．しかし，その可能性については説明しておく必要があり，できれば6〜12か月後に最終評価を行うことが望ましい．

症例 73 橈骨遠位成長軟骨板損傷【Salter-Harris 分類Ⅱ型】(12歳,男子)

受傷機転 木登りをしていて転落

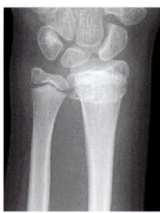
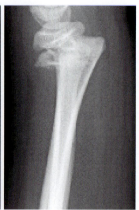

受傷直後

治療 ● 徒手整復後ギプス固定5週

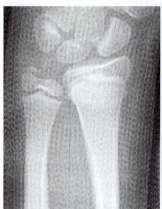
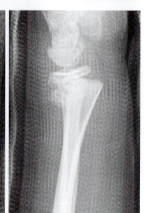

徒手整復後

● 成長軟骨板の転位は残存している.

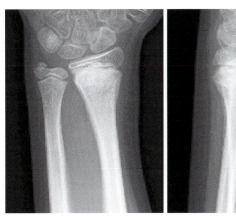
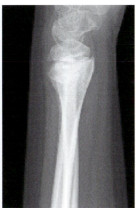

> **5週後**
- 骨癒合，自家矯正ともに良好である．

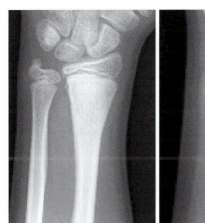
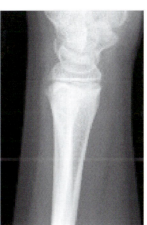

> **4か月後**
- 成長軟骨板の自家矯正は完成している．

症例 74 右橈骨遠位成長軟骨板損傷【Salter-Harris 分類Ⅱ型】（15歳3か月，男子）

受傷機転 サッカーをしていた際に転倒

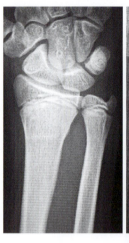
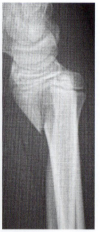

受傷直後

治療 ● ギプス固定6週

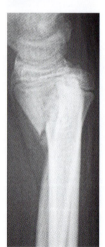

1か月後

- 橈骨遠位成長軟骨板の傾斜は5°程度残存している．骨癒合と自家矯正が進んでいる．

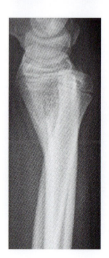

4か月後

- 成長軟骨板の自家矯正が完成している．

d 手指骨骨折

1 中手骨骨折

症例 75 第5中手骨骨折（10歳，男子）

受傷機転 壁を強打したことによる

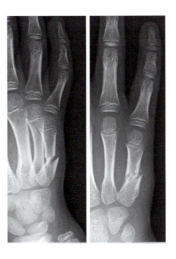

受傷直後

治療 ● ギプス固定4週

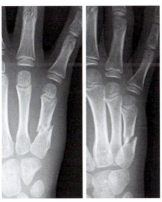

2週後
- ギプス内増悪はみられない．

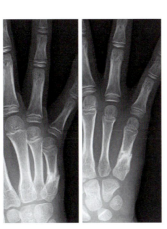

2か月後
- 骨癒合はほぼ完成している．
- 運動を許可した．

2 手指節骨骨折（成長軟骨板損傷を含む）

症例 76 右中指基節骨頚部（顆部）骨折（1歳11か月，男児）

受傷機転 遊具に指を挟んだことによる

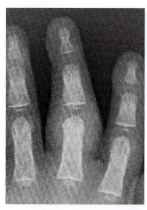
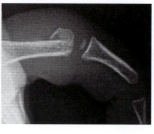

受傷1か月後（当院初診時）

治療● 治療方針について紹介受診．仮骨形成がみられ，自動運動が良好のため経過観察とした．

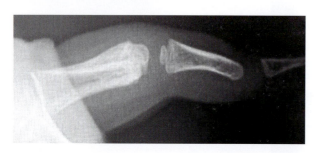

3か月後

● 自家矯正は良好であり，PIP関節機能も正常である．

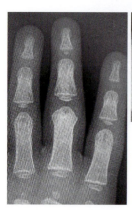
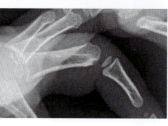

6か月後

● 自家矯正はほぼ完了しており，PIP関節の可動域は正常で外見上の問題もない．

ポイント

指節骨骨折では，回旋転位に注意を要する．

1 上肢　d 手指骨骨折

症例 77	示指基節骨頚部（顆部）骨折（2歳，男児）
受傷機転	家のドアに指を挟んだことによる

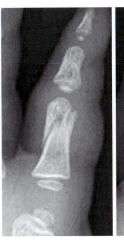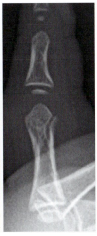

受傷直後

治療 ● 中指と buddy 固定 3 週

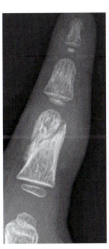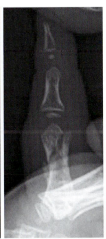

2 週後

● 転位の増悪はない．

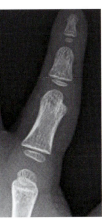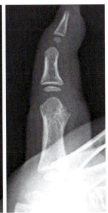

6 か月後

● 骨癒合と自家矯正は完成している．

113

症例 78	右環指中節骨顆部骨折（2歳3か月，男児）
受傷機転	右環指をドアに挟んだことによる

受傷直後

治療 ● 小指とbuddy固定2週

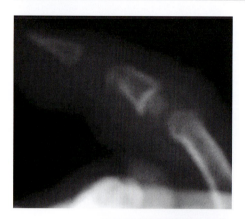

4週後

● 骨折線周囲の吸収像はあるが，転位はみられない．

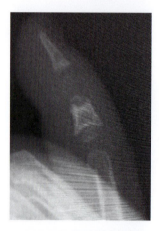

8週後

● 骨癒合と自家矯正がみられる．

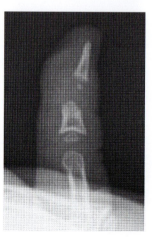

| 症例 79 | 左中指基節骨頸部骨折（2歳7か月，男児） |

受傷機転 階段から転落

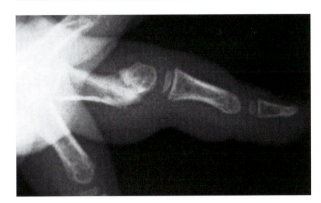

受傷3週後（当院初診時）

治療 ● 他院より紹介受診．すでに仮骨形成が認められたため，このまま経過観察とした

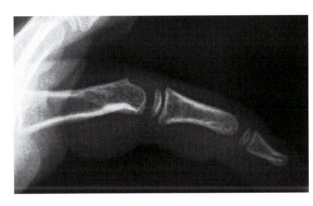

10週後

● 自家矯正は完成している．

症例 80	左小指中節骨顆部骨折（3歳8か月，男児）
受傷機転	ベビーベッドの枠に左小指を挟んだことによる

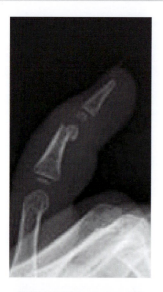

受傷直後
- 遠位端が手掌側に転位している．

治療 ● ギプス固定 3 週

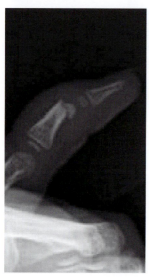

3 週後
- さらなる転位はない．

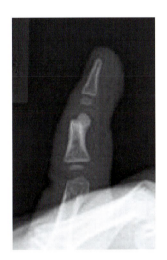

3か月後
- 仮骨形成が徐々にみられる．

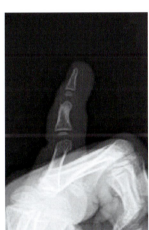

6か月後
- ほぼ骨癒合がみられ，自家矯正も確認できる．

症例 81　左小指基節骨顆部骨折（6歳，男子）

受傷機転　体操教室での練習にて

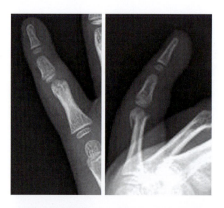

受傷直後
治療●ギプス固定3週

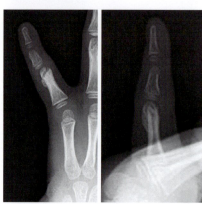

3週後
- 仮骨形成は良好である．

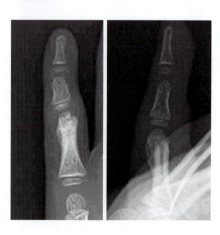

8週後
- 骨癒合と自家矯正は良好である．PIP関節の変形や可動域制限はみられない．

ポイント

中・基節骨遠位端（顆部・頸部）骨折には成長軟骨板の関与はないが，自家矯正が期待できる．

症例 82 　左環指基節骨成長軟骨板損傷【Salter-Harris分類Ⅱ型】（7歳，女子）

受傷機転　走行中に転倒

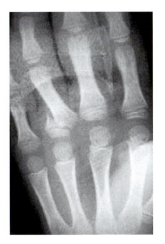

受傷2週後

治療●徒手整復するも，その後ギプス内再転位．ギプス固定4週．

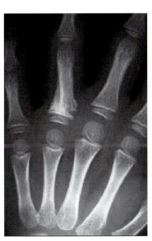

2か月後

●仮骨形成は良好であり，自家矯正も進みつつある．

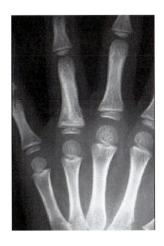

6か月後

●骨癒合，自家矯正ともにほぼ完了した．

| 症例 83 | 左小指基節骨成長軟骨板損傷【Salter-Harris 分類Ⅱ型】(7歳10か月,男子) |
| 受傷機転 | ドッジボールでの突き指 |

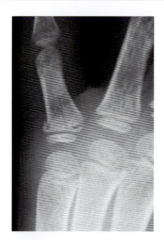

受傷直後

治療 ● ギプス固定 3 週

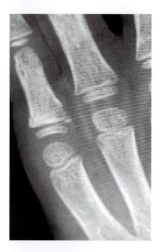

3 週後

● 自家矯正がみられる.

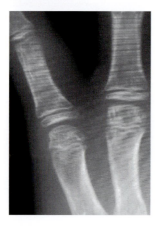

2 年後

● 受傷前の状態に完全に自家矯正されている.

症例 84 左環指末節骨成長軟骨板損傷【Salter-Harris分類Ⅰ型】(10歳, 男子)

受傷機転　野球での突き指

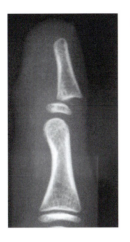

受傷直後

治療 ● 徒手整復するも, ギプス内再転位.
● ギプス固定4週.

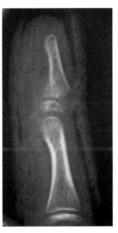

4週後

● 徐々に自家矯正が進んでいる.

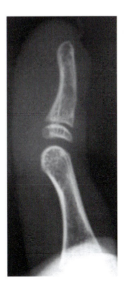

3か月後

● 受傷前の状態に自家矯正が完了した. 今後, 成長軟骨板の早期閉鎖について経過観察を行う.

症例 85　左小指基節骨成長軟骨板損傷【Salter-Harris 分類Ⅱ型】（10歳，男子）

受傷機転　ラグビーボールでの突き指

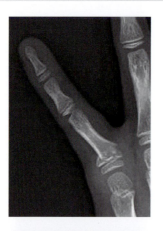

受傷直後
治療●徒手整復後，ギプス内増悪．ギプス固定3週．

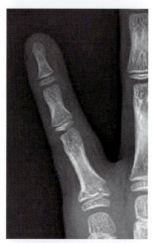

3週後
● 自家矯正がみられる．

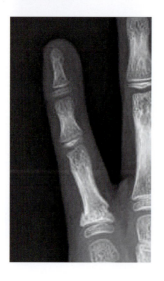

5週後
● 骨癒合と自家矯正が進んでいる．

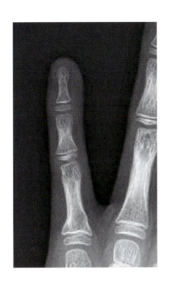

🟢 8週後
● 骨癒合,自家矯正ともに完成している.

症例 86	左中指基節骨成長軟骨板損傷【Salter-Harris 分類Ⅲ型】(13歳,男子)
受傷機転	野球をしていた際の捕球時に過伸展

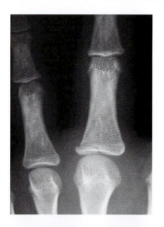

受傷直後

治療 ● 環指と buddy 固定 3 週

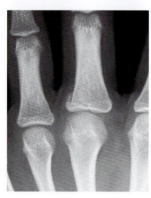

4 週後

- 骨片の転位なし．仮骨形成がみられる．

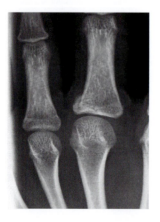

8 週後

- 骨癒合は完成し，関節内の gap は埋まっている．MP 関節可動域は正常．

| 症例 87 | 左小指中節骨骨折（14歳，男子） |

受傷機転 野球のボールが当たったことによる

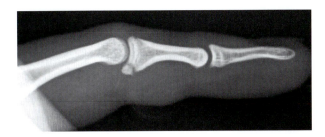

受傷直後

治療●ギプス固定3週

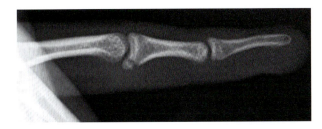

3週後
- 骨片のさらなる転位はみられない．

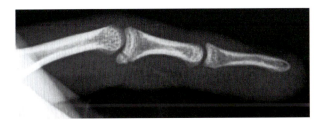

6週後
- 骨癒合は進行している．運動制限を指示した．

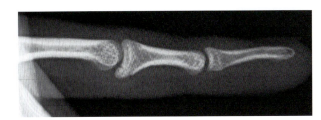

8週後
- 骨癒合と自家矯正が完了した．すべての運動を許可した．

ポイント

このような中節骨近位掌側の小骨片を伴う関節内骨折は比較的多くみられる．ほとんどの症例で保存治療が有効である．

2 下肢

a 骨盤骨折

1 恥骨・坐骨骨折

> **症例 88** 左恥・坐骨骨折（7歳，女子）
>
> **受傷機転** 高所からの転落

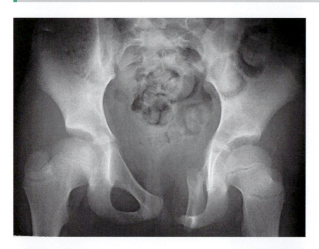

受傷3週後（当院初診時）
- **治療** 他院より紹介受診．骨盤輪の破綻はあるものの，歩行可能であり日常生活に支障がないため，保存治療を選択．運動制限2か月とした

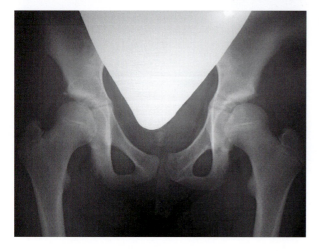

3年後（途中来院なし）
- 完全に自家矯正されている．日常生活活動，また学校生活にまったく支障はない．

症例 89 右恥・坐骨骨折（12歳，女子）

受傷機転 交通外傷による

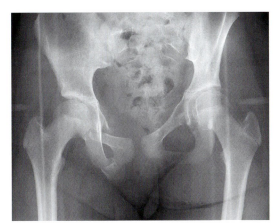

受傷直後

治療 ● 入院による安静臥床3週

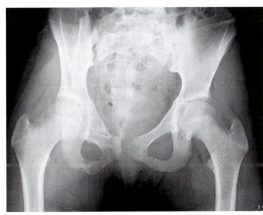

1か月後

- 骨癒合と自家矯正が進行している．歩行可能となる．

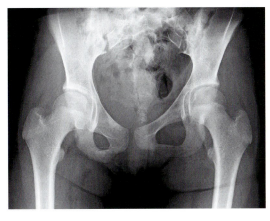

5か月後

- 良好に自家矯正されている．日常生活に支障はない．スポーツへも復帰している．

2 上前腸骨棘剝離骨折

> **症例 90** 左上前腸骨棘剝離骨折（12歳11か月，女子）
> **受傷機転** 短距離走中に左股関節痛が出現

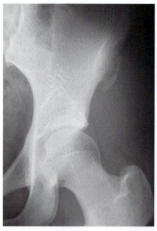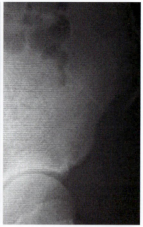

初診時

治療 ● 4週の運動制限とした

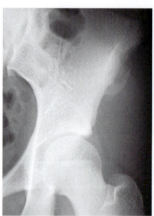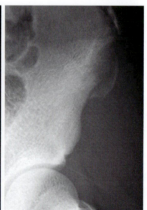

4週後

● 骨癒合は進展している．日常生活では痛みはない．

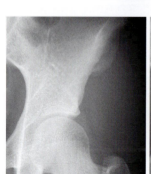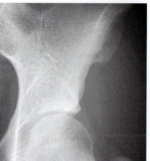

12週後

● 骨癒合は完成した．

3 下前腸骨棘剥離骨折

症例 91 左下前腸骨棘＋臼蓋縁骨折（12歳10か月，男子）

受傷機転 体育授業での50 m走にて

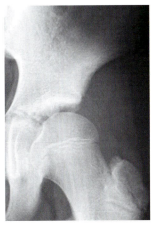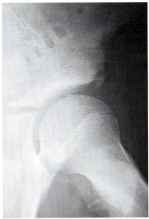

受傷直後
- 正面像では骨症ははっきりしない．臼蓋縁の骨折が疑われた．

治療 ● 運動制限（安静）＋松葉杖歩行（3週間）

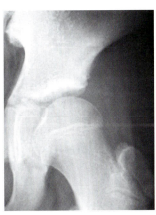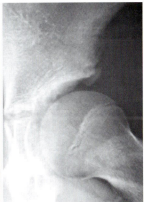

6週後
- 下前腸骨棘部に仮骨形成がみられる．

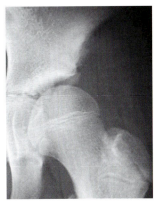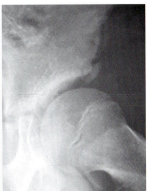

4か月後
- 臼蓋縁部も骨癒合が進行している．

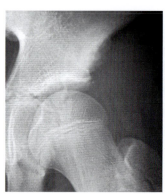 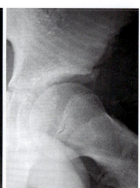

> **6か月後**
> ● 臼蓋縁,下前腸骨棘部ともに骨癒合が完成した.

症例 92	左下前腸骨棘剝離骨折（13歳5か月，男子）
受傷機転	陸上の短距離走にて

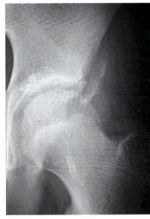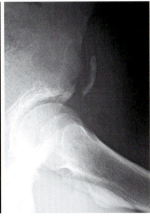

受傷直後

治療 ● 下前腸骨棘は完全に剝離している．しばらく運動は完全に中止とした

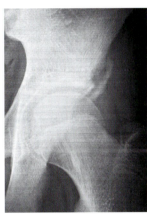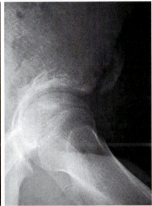

6週後
- 仮骨形成がみられる．
- 通常歩行は問題ない．
- 8週後より徐々に運動復帰とした．

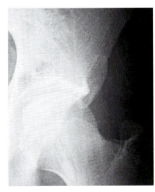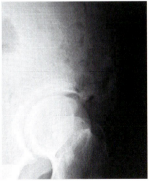

2.5年後
- 骨癒合は完成しており，陸上にも復帰している．

症例 93　右下前腸骨棘剝離骨折（14歳，男子）

受傷機転　陸上の短距離走にて

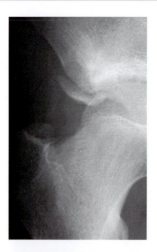

受傷直後

治療●剝離骨片は中等度の転位を示している．4週間の運動中止とした

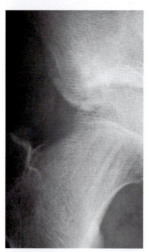

3週後

●仮骨形成がみられる．

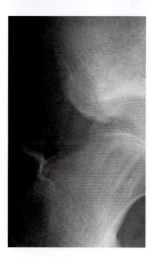

7週後

●骨癒合はほぼ完了している．

| 症例 94 | 右下前腸骨棘剝離骨折（14歳10か月，男子） |

受傷機転 陸上の短距離走にて

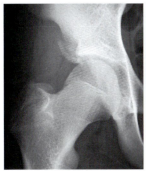 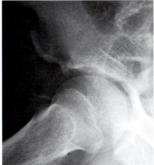

受傷直後

治療 ● 6週の運動中止とした

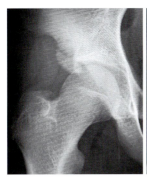 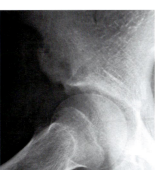

2か月後

● 徐々に運動復帰とした（ストレッチから開始している）．

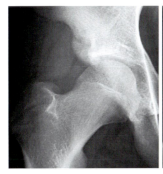 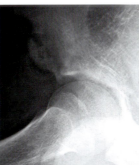

3か月後

● 骨癒合はほぼ完了している．
● 完全運動復帰している（運動前後のストレッチを指示）．

> **症例 95** 右下前腸骨棘剥離骨折（14歳10か月，男子）
>
> **受傷機転** サッカーでシュートした際に右股関節痛が出現

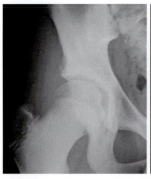 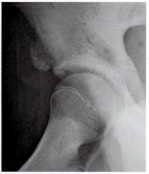

受傷直後

治療 ● 斜位像にてより明瞭に認められる．8週間の運動中止とした

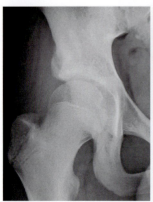 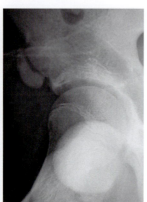

8週後

● 骨癒合が進んだため，ストレッチから徐々に運動復帰とした．

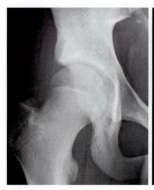 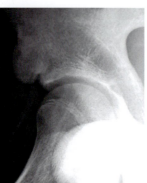

5か月後

● 骨癒合が完了した．

症例 96	左下前腸骨棘＋臼蓋縁骨折（15歳，男子）
受傷機転	サッカーの試合中にボールを蹴ったことによる

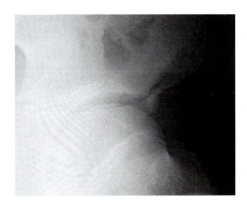

受傷直後
- 骨片の転位は軽度である．

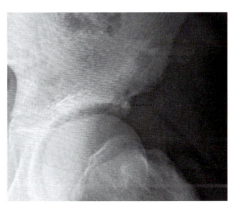

3週後
- 骨癒合は進んでいる．

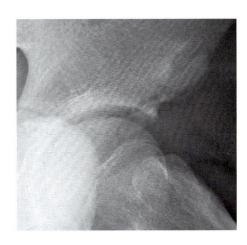

6週後
- 骨癒合はほぼ完成しており，徐々に運動復帰を許可した．

4 坐骨剥離骨折

症例 97 右坐骨剥離骨折（11歳6か月，女子）

受傷機転 陸上の練習後に発症

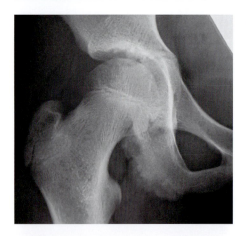

初診時
- 発症から数週間は経過しているものと思われた．

治療 ● すべての運動を3週中止とした

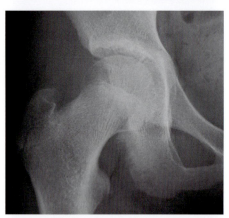

4週後
- X線所見・症状ともに改善傾向であり，徐々に運動を再開した．

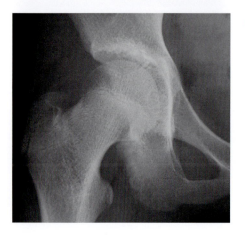

3か月後
- ほぼ坐骨部は修復した．

症例 98	右坐骨部剝離骨折（14歳4か月，男子）
受傷機転	サッカーをしていて徐々に発症

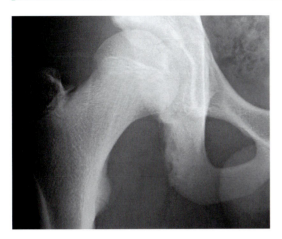

初診時

治療 ● ハムストリング付着部の坐骨部不整像あり．疼痛部位と一致していた．3週間の運動中止を指示

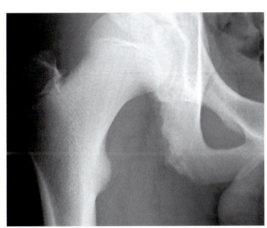

1か月後

● ストレッチ開始後1週．症状なく運動復帰とした．

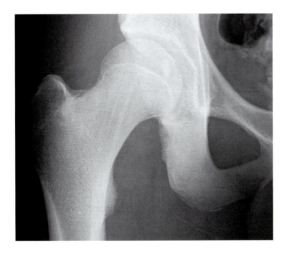

1年3か月後

● X線上正常化したことを確認した．

> **症例 99** 陳旧性坐骨剝離骨折（16歳2か月，男子）
>
> **受傷機転** 3年前，サッカー中に受傷．今回再度同部の痛みが出現．

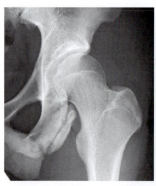 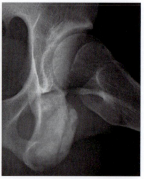

> **初診時**
>
> 治療 ● 4週の完全休養を指示した

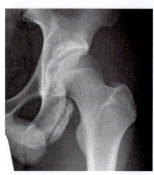 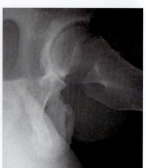

> **2か月後**
>
> ● 5週目からストレッチを中心に理学療法士によるトレーニングを開始し，6週目から完全復帰とした．

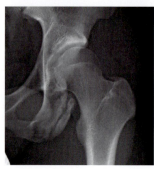 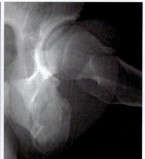

> **4か月後**
>
> ● 骨癒合はほぼ完了している．

> **ポイント**
>
> 骨盤の剝離骨折はほとんどが保存治療可能であるが，転位の大きい坐骨の裂離骨折では手術療法が選択されることが多い．また，運動復帰後も痛みを生じた場合には，痛みが消退するまで運動を控えるように指導することが重要である．

b 大腿骨骨折

1 大腿骨骨幹部骨折

症例 100 右大腿骨骨幹部骨折(0歳,男児)

受傷機転 分娩時骨折

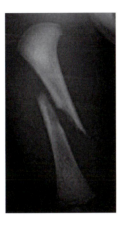

分娩 1 週後

治療● 入院にて両下肢垂直牽引(介達)

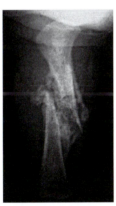

3 週後

● 旺盛な仮骨の形成がみられたため,牽引を off にした.

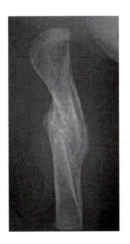

6 週後

● 自家矯正が進行中である.

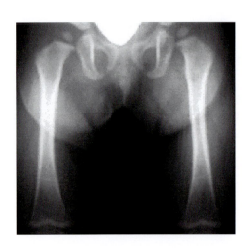

> **1歳時**
> - 自家矯正は完了しており，大腿骨の左右差はみられない．
> - 乳児期ではリモデリング，骨癒合能力が非常に高い．

> **ポイント**
> 　大腿骨骨幹部分娩時骨折では，3週前後の垂直牽引にて角状および回旋変形は良好に自家矯正される．

> **症例 101** 右大腿骨骨幹部骨折（2か月，男児）
>
> **受傷機転** 分娩時骨折

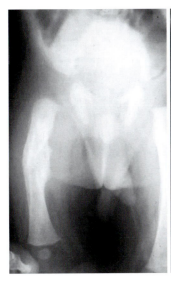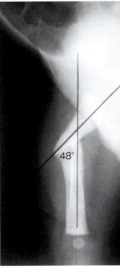

初診時（2か月時）
- 側面像にて前方凸約50°で変形治癒した．

治療 ● 局所安静のみ

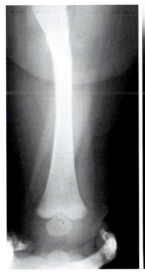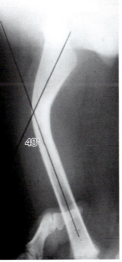

1歳時
- 側面像にて骨折部の著明な自家矯正はない．

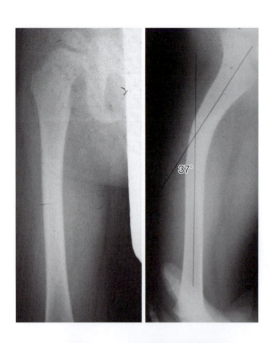

3歳時
- Wolffの法則により自家矯正が側面像で多少みられる．
- この時点で，臨床所見（歩容異常，外見上の変形）はまったくない．

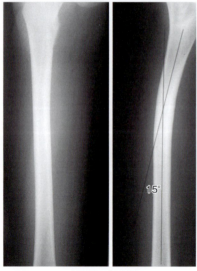

10歳時
- 側面像では，ほぼ生理的な前方彎曲まで自家矯正された．

ポイント
分娩時骨折においても，初期治療にてできれば30°前後までの変形にとどめるほうがより早期に自家矯正を期待できる．

2 下肢　b 大腿骨骨折

| 症例 102 | 左大腿骨骨幹部骨折（8か月，男児） |

受傷機転　就寝時誤って父親に踏まれたことによる

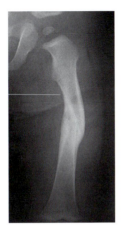

受傷4週後（当院初診時）
- 他医にてギプス固定を受けるも，25°の内反変形が残存したため紹介となる

治療 ● 経過観察とした．

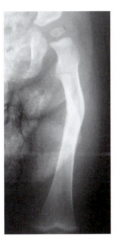

2.5か月後
- rounding offによる自家矯正がみられるが，まだ20°の内反変形が残存する．

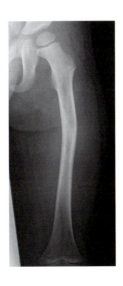

5か月後
- 10°まで内反変形が改善している．過成長1cm（脚長差）あり．

143

| 症例 | 103 | 左大腿骨骨幹部骨折（1歳6か月，女児） |

受傷機転 自転車の後部席に乗っていて転倒転落

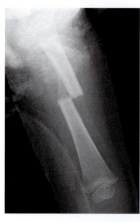
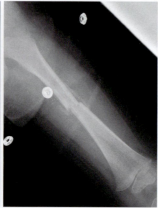

受傷3週後
- 仮骨形成がみられている．

治療●牽引治療（90°－90°直達牽引）

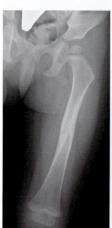
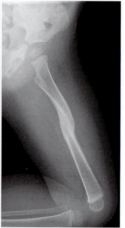

4か月後
- 骨癒合が完了した．自家矯正も進んでいる．

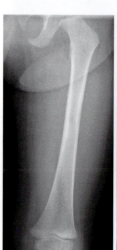
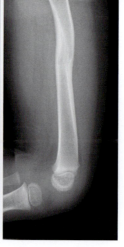

12か月後
- 自家矯正は完了した．脚長差はない．

> **症例 104** 左大腿骨骨幹部骨折（1歳11か月，男児）
> **受傷機転** ネコを追いかけていた際に1階のテラスから転落

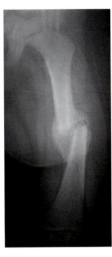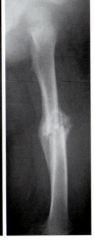

受傷5週後（当院初診時）

治療
- 近医にて全身麻酔下に整復し，hip spica cast 固定を行った．ギプス内転位により紹介受診．
- 仮骨形成がみられ，引き続き保存治療とした（ギプス固定5週追加）．

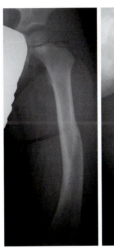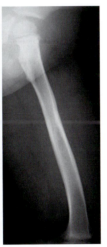

1年2か月後
- 冠状面にて約10°の内反が残存している．

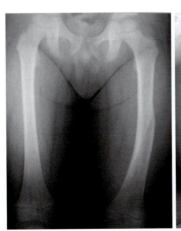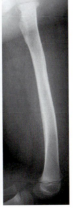

2年8か月後
- ほぼ自家矯正は完成した．内反変形は残存しているものの，隣接関節面（大腿骨遠位・遠位成長軟骨板の傾斜）は正常化している．過成長1cmあり．

> 症例 105　左大腿骨骨幹部骨折（3歳8か月，男児）
>
> 受傷機転　2mの高所からの飛び降り

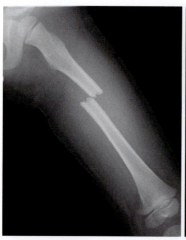
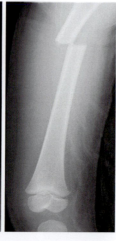

受傷3週後

治療 ● 両下肢垂直牽引

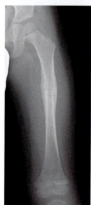
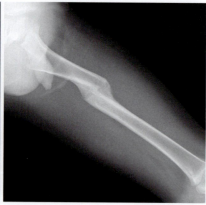

3か月後

- ほぼ骨癒合は完了した．
- alignmentは正面・側面ともに良好である．

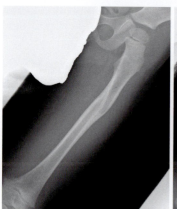
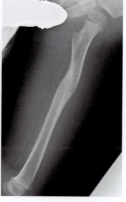

8か月後

- 骨癒合は完了した．また，約1cmの過成長を生じた．

| 症例 | 106 | 左大腿骨骨幹部骨折（4歳，女児） |

受傷機転 風呂場で親が抱っこしたまま転倒

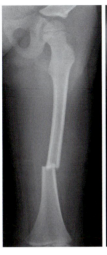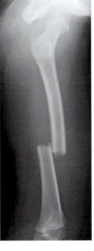

初診時

治療 ● 2週間介達牽引，その後ギプス固定（期間不明）

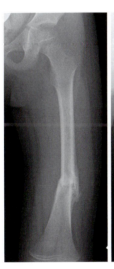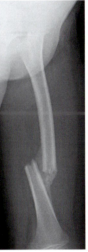

5か月後

- ギプス内転位により，15 mm の短縮と約15°の後方凸変形が生じた．
- この時点で仮骨形成も良好であり，軽い運動から許可した．
- 歩容には影響なく，このまま経過観察とした．

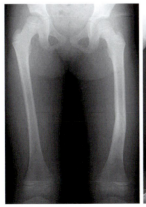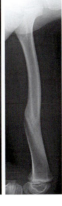

1年後

- 5 mm の脚短縮があるが，機能的・整容的問題はない．
- 5か月後と比較し，骨折部の自家矯正も良好で，近位・遠位の成長軟骨板の傾斜も正常化している．

症例 107　左大腿骨骨幹部骨折（5歳，男児）

受傷機転　木登りをしていた際に転落

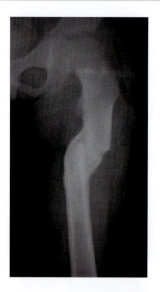

受傷 8 週後（当院初診時）

治療 ● 他院でギプス固定治療を受けたが，今後の治療方針について紹介され受診．
● 長軸方向の alignment は良好であるが，約 2 cm の側方転位がみられる．歩容や隣接関節の異常がみられないため相談のうえ，このまま経過観察とした．

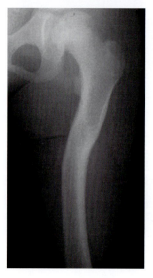

6 か月後

● rounding off により，ある程度の自家矯正はみられるが，冠状面での変形は残存している．日常生活活動上，学校生活ではまったく支障はない．

| 症例 | 108 | 左大腿骨骨幹部骨折（5歳7か月，女児） |

受傷機転 交通事故による

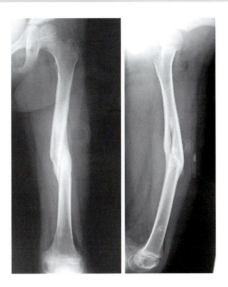

受傷後3か月
- 外反10°，屈曲30°の角状変形遺残．

治療 ● 90°-90°直達牽引（6週）

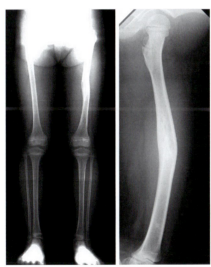

7か月後
- 自家矯正（rounding off による）はほぼ完成している．

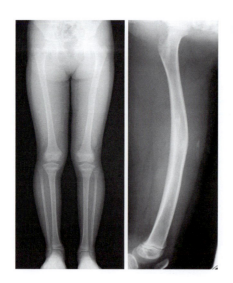

> **1年9か月後**
> ● 脚長差はみられない．
> ● 立位での機能軸は正常化している．

> **ポイント**
>
> 　大腿骨骨幹部骨折治療では，5歳以下の症例であれば保存治療で十分良好な結果が期待できる．しかし，5〜10歳では自家矯正はあまり期待できず，手術治療も考慮し家族と相談のうえ方針を決めることを勧める．10歳以上では，学校・日常生活への早期復帰を考えた場合，手術治療の選択が望ましい．小児大腿骨骨幹部においては，矢状面（膝関節運動方向）での変形は15〜30°まで，冠状面での変形は10〜20°まで良好な自家矯正が期待できる．回旋変形は自家矯正ではあまり期待できないとの報告が多い．

症例 109	左大腿骨骨幹部骨折（6歳，女子）
受傷機転	自転車に乗っていた際に転倒

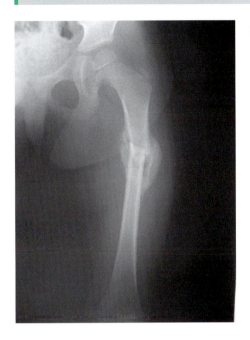

受傷6週後（当院初診時）

治療 ● 他院にてギプス治療するも，約10°の内反変形が遺残したため，紹介受診した．
● 保存治療を続行し，起立・歩行訓練を開始した．

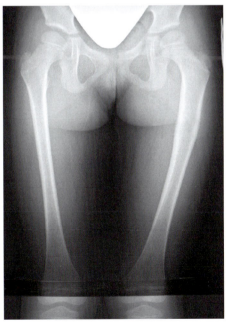

6か月後

● 自家矯正は良好であるが，5°の内反変形がみられる．
● 脚長差や機能的問題はない．

| 症例 | 110 | 右大腿骨骨幹部骨折（7歳11か月，男子） |

受傷機転 自転車に乗っていた際に自動車と衝突

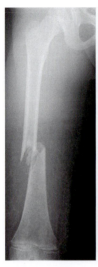
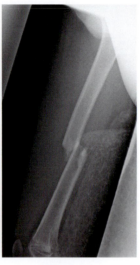

受傷3週後
- 約1cmのoverlap位

治療 ●90°-90°直達牽引6週

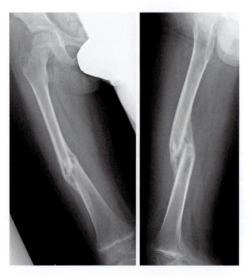

3か月後
- ほぼ骨癒合は完了している．

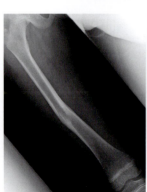
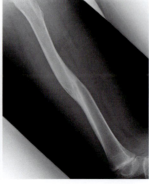

10か月後
- 脚長差はない．
- 自家矯正が完了した．

症例 111	左大腿骨骨幹部骨折（8歳，女子）
受傷機転	自転車で走行中に自動車と接触

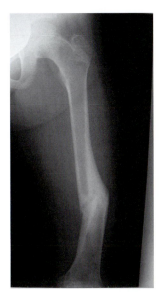

受傷3か月後（当院初診時）

治療 ● 20°の内反変形が残存したため，紹介受診した．
● 機能・整容面で問題がないため，経過観察とした．

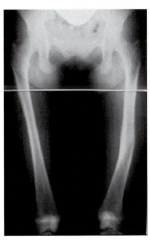

3年後

● 外見上の変形はみられない．
● X線上は15°の内反は残存しているが，脚長差や機能的異常はみられない．

2 大腿骨顆上骨折

> **症例 112** 左大腿骨顆上骨折（8か月，男児）
>
> **受傷機転** 下駄箱から転落

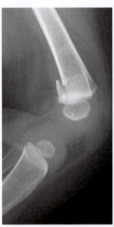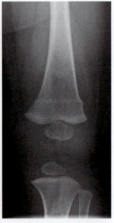

受傷直後

治療 ● ギプス固定 2 週

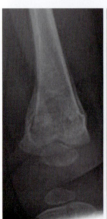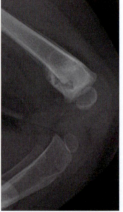

2 週間後

● 仮骨形成が著明である．

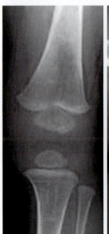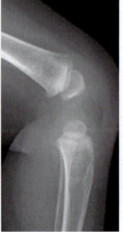

5 か月後

● 自家矯正は完了した．機能的・整容的にも問題はない．

C 下腿骨骨折

1 脛骨顆間隆起骨折

症例 113 右脛骨顆間隆起骨折（5歳2か月，女児）

受傷機転 U字溝への落下

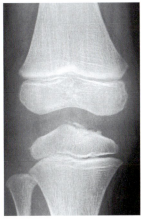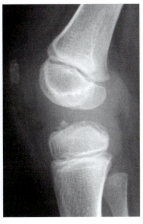

受傷3か月後（当院初診時）

治療● 他院にて受傷後3週のシーネ固定．右膝痛と可動域制限にて初診．1か月間の運動制限を指示した．

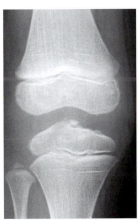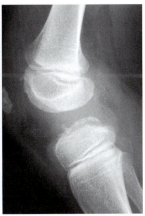

8か月後

● 運動制限はしていない．

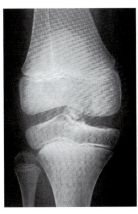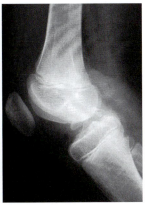

4年9か月後

● 骨癒合は得られておらず，不安定性はあるが，痛みや可動域制限はない（Meyers-Mckeever分類Ⅲb型であったと思われ，手術適応もあった）．

症例 114	右脛骨顆間隆起骨折（6歳，女子）【Meyers-Mckeever 分類Ⅱ型】
受傷機転	スキーをしていた際に転倒

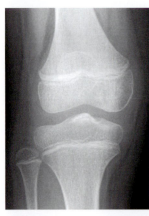 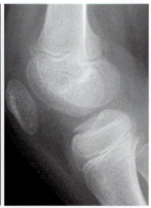

受傷直後

治療 ● ギプス固定3週＋シーネ3週
● 3週後より可動域訓練施行．

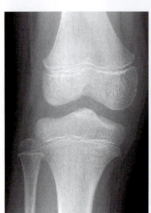 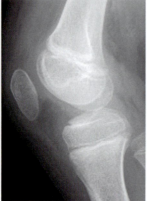

8週後

● 骨癒合は完成している．

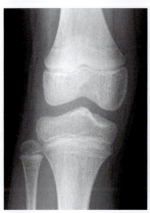 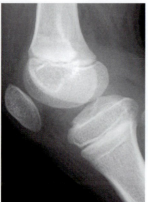

10か月後

● 症状もなく，すべての運動に復帰している．

症例 115　左脛骨顆間隆起骨折（8歳9か月，女子）【Meyers-Mckeever 分類Ⅱ型】

受傷機転　体育祭でのリレーの練習中に転倒

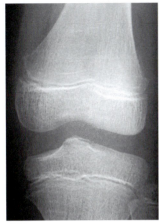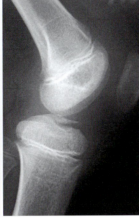

受傷2週後

治療 ● ギプス固定3週＋シーネ3週
- 3週後より可動域訓練を開始した．

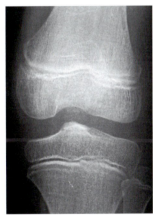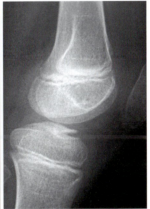

6週後

- 体育の授業のみ許可した．

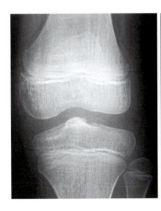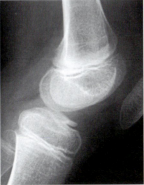

5か月後

- 受傷後3か月よりすべての運動を許可した．

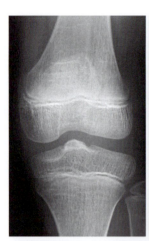
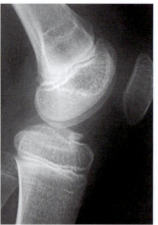

> 1年1か月後
- 自家矯正および骨癒合は進んでいる.

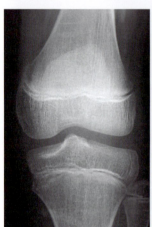
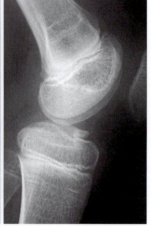

> 2年6か月後
- 不安定性・臨床症状ともになく，完全に運動復帰を果たしている.

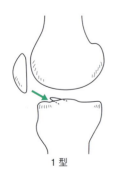
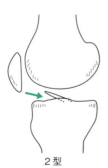
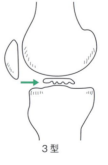
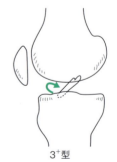

1型　　　　2型　　　　3型　　　　3⁺型

Meyers-Mckeever 分類
1型：裂離骨片の軽度の転位（前方のみが浮き上がるもの）.
2型：骨片前方部の転位はあるが後方部は母床と連続性あり.
3型：骨片の完全遊離.
3⁺型：骨片が遊離し翻転している.

症例 116	右脛骨顆間隆起骨折（9歳5か月，女子）【Meyers-Mckeever 分類Ⅱ型】
受傷機転	自転車に乗っていた際に転倒

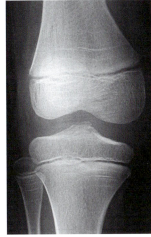 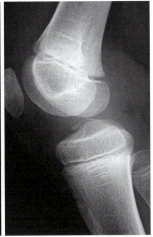

受傷直後

治療● ギプス固定3週＋シーネ3週

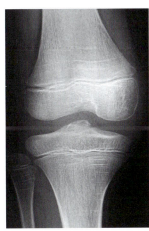 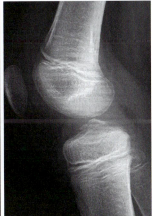

3週後

● 可動域訓練を開始した．

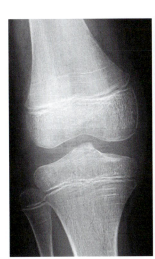 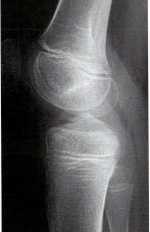

6週後

● 体育程度の運動から開始した．

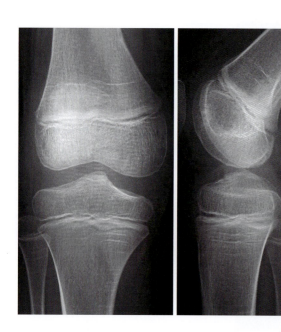

> **1年後**
> - 骨癒合は得られている．
> - 不安定性，可動域制限，疼痛はみられない．

> **ポイント**
>
> Meyers-Mckeever分類Ⅰ・Ⅱ型では一般的に保存治療が可能とされるが，固定期間や運動負荷の時期はX線および臨床所見により個別に決定する必要がある．小児の場合，骨片の大きさの確認・整復阻害因子の確認のため，MRIが有用なことが多い．

2 下腿骨骨幹部骨折

症例 117 左脛骨骨幹部（中 1/2）骨折（2 歳 8 か月，男児）

受傷機転 遊具から転落

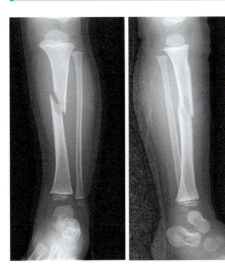

受傷直後

治療 ● 長下肢ギプス固定 3 週＋短下肢ギプス固定 3 週

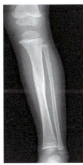
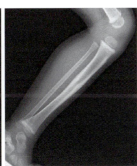

6 か月後

● 骨癒合は完成している．alignment も良好である．

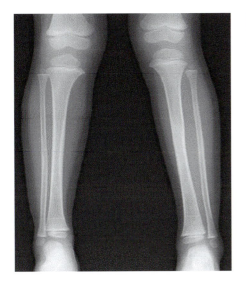

1.5 年後

● 下腿長差が 1.5 cm あるが，alignment は良好である．

症例 118 左下腿骨（脛骨・腓骨）骨幹部（遠位 1/3）骨折（4 歳，男児）

受傷機転 歩行中に車にはねられた

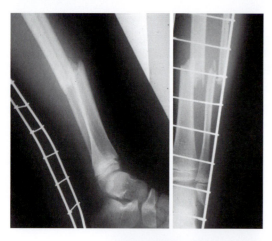

受傷時
- 遠位骨片が前方に転位している．

治療 ● ギプス固定（期間不明）

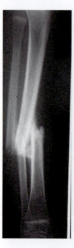
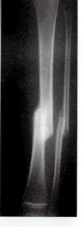

3 か月後
- 約 2 cm の短縮と軽度の後方凸変形を伴い初期治癒した．下腿全体の alignment は比較的よく保たれている．
- 歩容異常や外見上の変形はない．

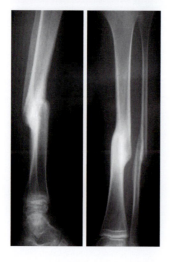

6 か月後
- 自家矯正が徐々に進行している．

> **1年後**
- 自家矯正は良好であり，5 mm の脚短縮があるものの機能的・整容的問題はない．

症例 119	右脛骨骨幹部（遠位 1/3）骨折（4 歳 5 か月，男児）
受傷機転	跳び箱から着地した際に人と接触

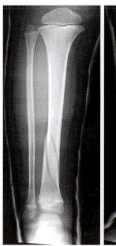 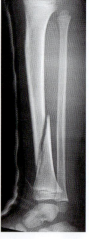

受傷直後

治療 ● 長下肢ギプス固定 4 週＋短下肢ギプス固定 2 週

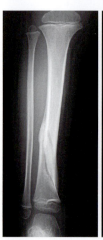 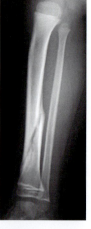

4 週後

● 骨癒合はほぼ得られた．シーネ固定を 2 週追加した．

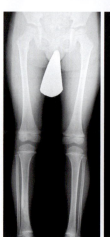 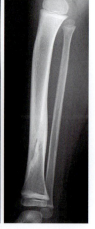

3 か月後

● 6 週後より荷重を開始した．

> 症例 120　左下腿（脛骨・腓骨）骨幹部開放骨折（6歳11か月，男子）
>
> 受傷機転　スケートボードをしていた際に転倒

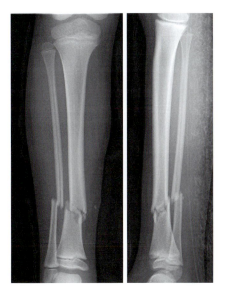

受傷2週後

治療 ● 他院にて直達牽引6週施行．わずかに外反変形を有したため，その後に，alignment を微調整した

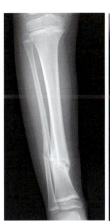 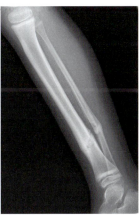

3か月後

● 受傷後6週にて直達牽引終了．その後徐々に荷重開始とした．alignment は良好である．
● この時点で運動を許可した．

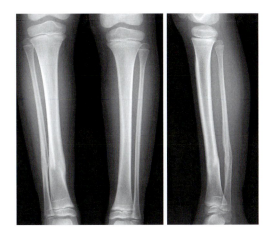

12か月後

● 骨癒合は完成し，自家矯正も十分認められる．

症例 121	右下腿骨（脛骨・腓骨）骨幹部（近位1/3）骨折（8歳3か月，男子）
受傷機転	歩行中に自転車と衝突

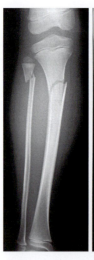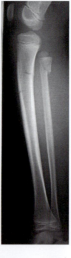

受傷直後

治療 ● 他院にて徒手整復後シーネ固定．5日後に当院紹介となる

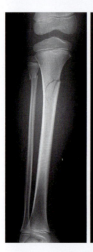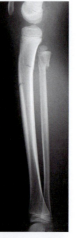

5日後（当院初診時）

- 軽度の外反変形があるものの，そのまま保存治療とした．長下肢ギプス固定3週を追加した．

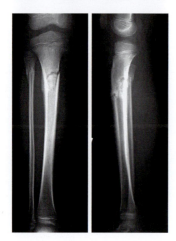

4週後

- 仮骨形成がみられる．
- 3週のギプス固定を追加した．

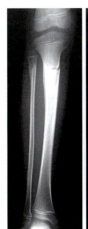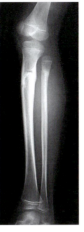

> 10 週後
- 骨癒合はほぼ完成した．
- 受傷7週後より荷重を開始した．

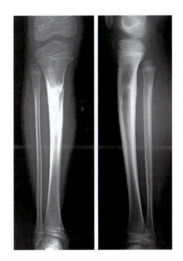

> 6か月後
- 骨癒合は完成したが，約10°の外反変形は自家矯正されなかった．
- 機能的・整容的には問題はない．

症例 122	左脛骨骨幹部（遠位 1/3）骨折（8歳3か月，女子）
受傷機転	水筒を左下腿に落としたことによる

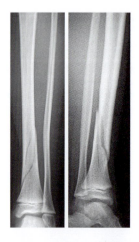

初診時

治療 ● 短下肢ギプス固定 6 週

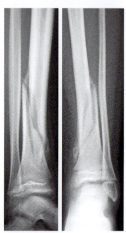

3 週後

- 多少のギプス内増悪はあるものの，仮骨形成はみられる．

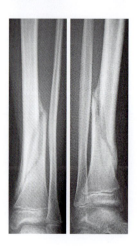

6 週後

- 歩行訓練を開始した．

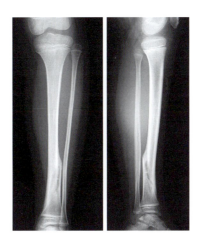

> **3か月後**
> - 歩容や外見上の問題はない．

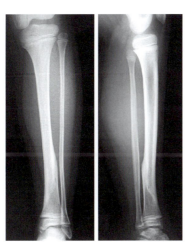

> **6か月後**
> - 自家矯正は完成している．健側との脛骨長差はない．

| 症例 | 123 | 右脛骨骨幹部(中1/2)骨折(8歳9か月,男子) |

受傷機転 交通事故による

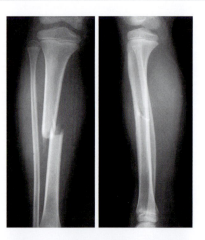

受傷直後

治療 ● 長下肢ギプス固定6週

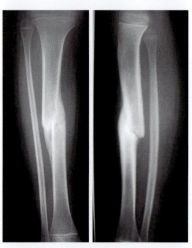

11週後

- 受傷後7週より荷重開始とした.

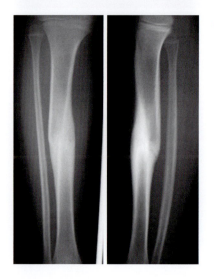

17週後

- 骨癒合は完成した.下肢 alignment は良好である.

3 下腿遠位成長軟骨板損傷

症例 124 左腓骨遠位開放性骨端部損傷（6歳5か月，女子）

受傷機転 スポーツ傷害

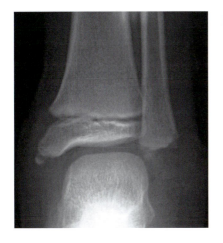

受傷直後
- 外顆骨端部は消失している（一部骨端が残存している）．

治療 ● 挫創があるため，シーネ固定3週とした

- はっきりした不安定性はなかったため，3週後より徐々に荷重を許可した

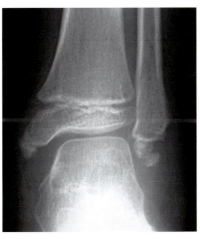

2か月後
- 徐々に骨端部は自家矯正（再生）されている．
- この時点で体育程度の運動は許可した．

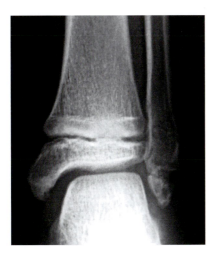

7か月後
- 外顆骨端部はさらに自家矯正（再生）され，外顆の形状を示してきた．

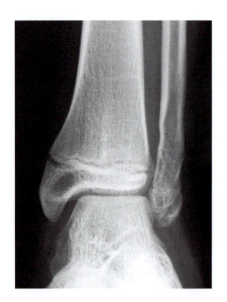

> **4.5 年後（11 歳）**
- 成長軟骨板は早期閉鎖したが，外顆は非常によく自家矯正されている．右足関節不安定性はない．引き続き経過観察とした．

ポイント

腓骨遠位骨端部のような荷重方向のストレスが直接かからない部位では自家矯正が期待できる．

| 症例 125 | 右脛骨遠位成長軟骨板損傷【Salter-Harris 分類 V 型】＋腓骨遠位（1/3）骨折（8 歳 6 か月，女子） |

受傷機転　バスケットの試合中，ジャンプした際に人の足の上に着地してしまった

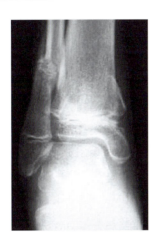

受傷 2 か月後（当院初診時）

治療
- 他院にてギプス固定 4 週．成長軟骨板の不整像にて紹介受診．Salter-Harris 分類 V 型が疑われた
- 運動は体育程度のみ許可し，経過観察とした．

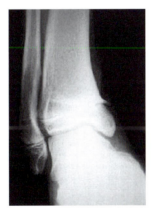

2 年後
- 右脛骨遠位成長軟骨板内側の早期癒合により，足関節の内反変形が生じている．

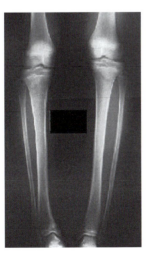

3 年後
- 30°の右足関節内反変形により歩行時痛が生じたため，右下腿骨遠位での矯正骨切りを予定した．

> **症例 126** 左脛骨遠位成長軟骨板損傷【Salter-Harris 分類Ⅴ型】(8歳8か月, 男子)
> **受傷機転** 交通事故による

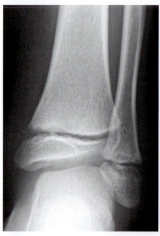
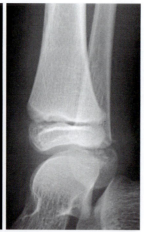

受傷直後

治療 ● 局所の腫脹・疼痛が強く, 2週のシーネ固定とした.

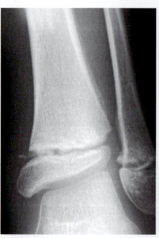
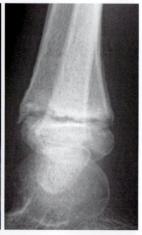

10日後

- 成長軟骨板の変化がわずかに認められ, Salter-Harris 分類Ⅴ型が疑われた.
- 荷重は3週後からとし, 6週後より徐々に体育程度の運動を許可した.

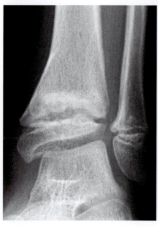
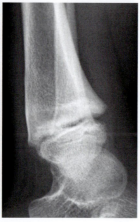

7か月後

- 足関節の外反変形がわずかに生じている.

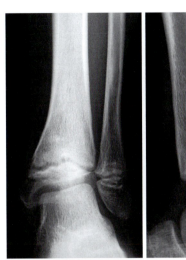
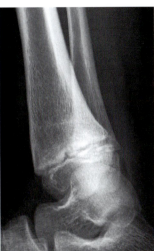

> **1.5年後**
> ● 脛骨下端の外反変形(14°)が生じているが痛みはなく，経過観察としている．

> **ポイント**
> Salter-Harris 分類Ⅴ型はＸ線で診断困難なことが多い．臨床的に初期の腫脹や疼痛が画像所見の程度の割に強い場合には，本症を念頭に置き，家族への説明とともに成長障害について1～2年の経過観察が必要となる．

d ▶ 足部骨折

1 踵骨骨折

症例 127 左踵骨骨折［開放骨折］（8歳，女子）

受傷機転 交通事故による

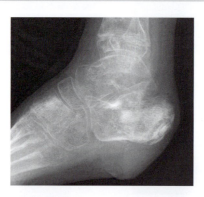

受傷直後

治療● ギプス固定6週．その後，徐々に荷重開始とした（Wiley分類A型と思われる）

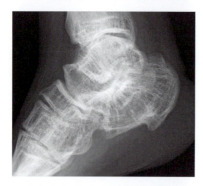

7年後
- Böhler角は多少自家矯正されている．
- 距骨下関節は，はっきり描出されない．距舟・踵立方関節に変形がみられる．時に痛みはあるものの，高校1年の現在バレー部に所属している．健側との足長差が1 cmみられる．

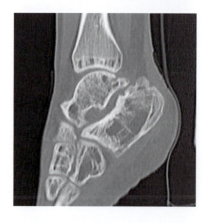

8.5年後（CT像）
- 距骨下関節は単純X線像と比べ，はっきり描出されているが，将来的には隣接関節を含め変形性関節症が危惧される．

> **ポイント**
> 小児の踵骨骨折は比較的まれである．骨折型は多彩であり，分類が困難な場合もある．距骨下関節への影響を評価したうえで，保存治療にこだわらず適切な治療を選択する必要がある．

> 症例 128　両踵骨骨折（10歳，男子）
>
> 受傷機転　高所からの転落

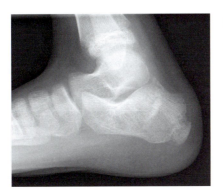

受傷直後（右側）

治療● ギプス固定6週（Wiley分類B型と思われる）

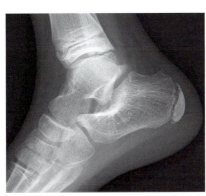

15か月後

- Böhler角は自家矯正されている．症状はなく，運動制限もない．

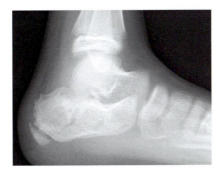

受傷直後（左側）

- 右側よりも転位は大きい．

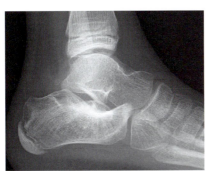

15か月後

- Böhler角は自家矯正されている．症状はなく，運動制限もない．

> **症例 129** 両踵骨骨折（10歳，男子）
>
> **受傷機転** 4階の高さからの転落（骨盤骨折を伴う）

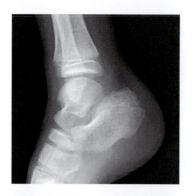

受傷直後（右側）

治療 ● 4週の入院（ギプス固定3週）．退院後，足底板作製．

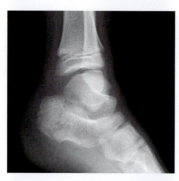

受傷直後（左側）

- 右側と同様の所見である．

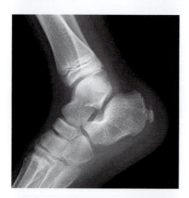

4か月後（右側）

- Böhler角は18°から33°へ自家矯正されている．

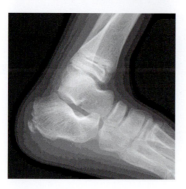

4か月後（左側）

- Böhler角は23°から40°へ自家矯正されている．
- 痛みなどの訴えは特にない．

2 下肢　d 足部骨折

2 中足骨骨折

症例 130　左第2〜4中足骨骨折（5歳，男児）

受傷機転　石の灯篭が足の上に倒れたことによる

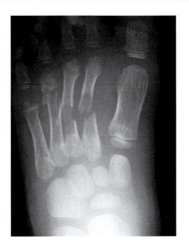

受傷直後

治療 ● ギプス固定6週（免荷）

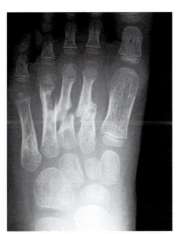

6週後
- 部分荷重を開始した．

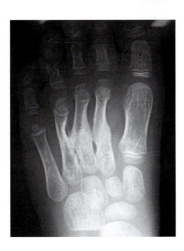

3か月後
- 骨癒合が完成した．
- 体育程度の運動から許可した．

症例	131	右第 1〜3 中足骨骨折(第 1 中足骨成長軟骨板損傷)(8 歳, 男子)
受傷機転		友達の体重が右足にかかったことによる

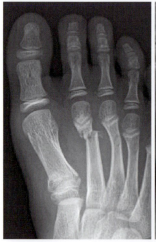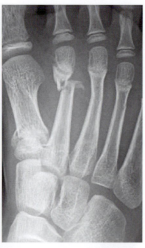

初診時

治療 ● ギプス固定 4 週

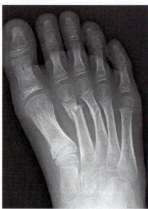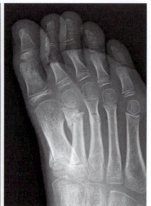

4 週後
- 骨癒合は完成している.
- 第 1, 2 中足骨とも自家矯正が進行している.

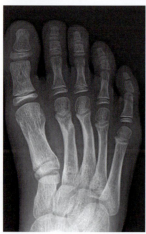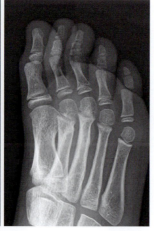

5 か月後
- 自家矯正は完成している.
- 臨床症状はない.

症例 132 右第5中足骨基部骨折(12歳,男子)

受傷機転 バスケットボール中の捻挫

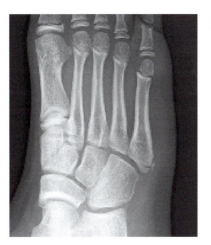

初診時
- 第5中足骨粗面骨端にかかる骨折

治療 ● ギプス固定4週

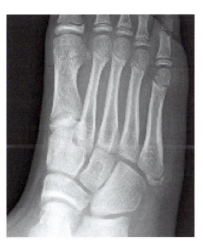

3週後
- 骨癒合が徐々に進行している.

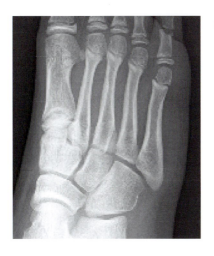

7か月後
- 完全に自家矯正されている.
- 臨床症状はない.

症例 133	右第5中足骨頭骨折（15歳，男子）
受傷機転	サッカーで相手と接触し転倒

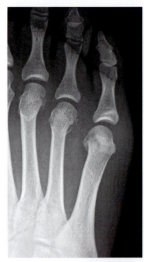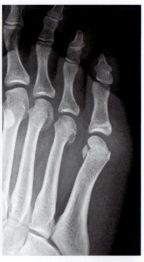

受傷1週後

治療 ● 痛みが治まらず受診．ギプス固定3週

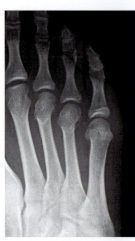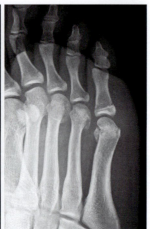

4週後

- 仮骨形成がみられる．
- 荷重を許可した．

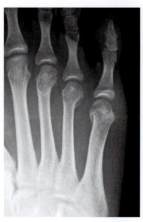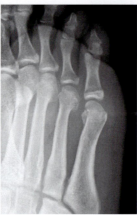

6週後

- 自家矯正が進行している．体育程度から運動を許可した．

3 足趾節骨骨折

> **症例 134** 右母趾基節骨成長軟骨板損傷【Salter-Harris 分類Ⅲ型】(4歳，男児)
> **受傷機転** 金属の蓋を足に落としたことによる

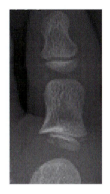

初診時

治療 ● 母趾～MTP にかけてのギプス固定 3 週（プライトン固定）

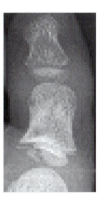

3 週後

- 仮骨形成がみられる．痛みなく，荷重開始とした．
- 6 週後より徐々に運動復帰とした．

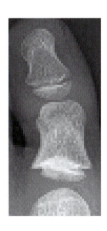

5 か月後

- 骨癒合，自家矯正ともに完了した．
- 今後，成長軟骨板の早期閉鎖について経過観察を行う．

| 症例 | 135 | 左母趾末節骨成長軟骨板損傷【Salter-Harris 分類Ⅰ型】(5歳6か月,女児) |

受傷機転　イスの脚にぶつけたことによる

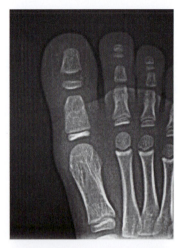

受傷直後

治療● ギプス固定3週(プライトン固定).6週後より,徐々に運動を許可した.

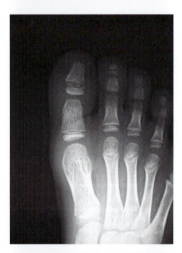

2か月後
● 仮骨形成が認められる.

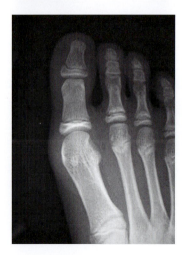

5年後
● 自家矯正が完了した.
● 成長障害はみられない.

症例 136 左母趾末節骨成長軟骨板損傷【Salter-Harris 分類Ⅱ型】(13歳3か月, 男子)

受傷機転 転倒したことによる

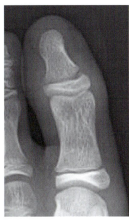
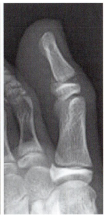

受傷直後

治療 ● ギプス固定3週(ブライトン固定)

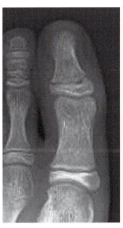
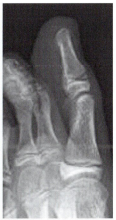

4週後

● 仮骨形成が認められる．

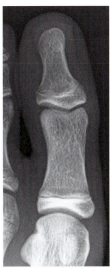
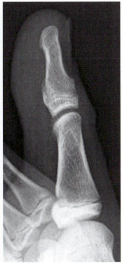

10か月後

● 自家矯正が完了した．

症例 137	右母趾末節骨成長軟骨板損傷【Salter-Harris 分類Ⅰ or Ⅲ型】(14歳, 男子)
受傷機転	サッカーの練習中, 地面を蹴ったことによる

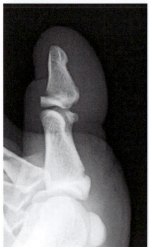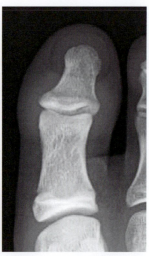

受傷直後

治療 ● ギプスシーネ固定3週

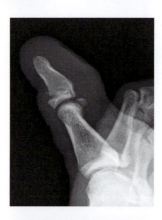

3週後

● 転位の増悪はない．

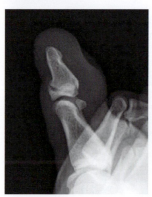

8週後

● 骨癒合が完成した．
● 外見上の変形はない．

症例 138	左母趾末節骨成長軟骨板損傷【Salter-Harris 分類Ⅲ型】（14歳5か月，男子）
受傷機転	棒倒しから転落

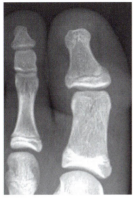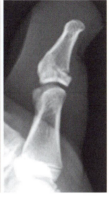

受傷3日後
治療 ● ギプスシーネ固定3週

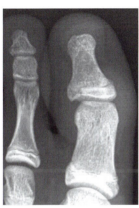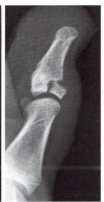

3週後
● ギプス内転位が認められた．
● 手術を勧めるも，本人が拒否．固定終了とした．

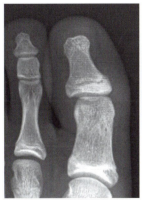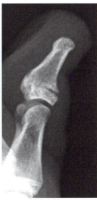

3か月後
● 自家矯正により骨癒合を得た．

本症例のように自家矯正がうまくいく場合もあるが，通常，Salter-Harris 分類Ⅲ型の成長軟骨板損傷では手術を要することが多い．

第3章 小児骨折の自家矯正と保存治療に関する最近の文献(2000年以降)

鎖骨骨折

- Kubiac R, et al：Operative treatment of clavicle fractures in children：a review of 21 years. J Pediatr Orthop 22：736-739, 2002

　15例の小児鎖骨骨折に対し手術による加療を施行した．8例が骨幹部，2例が内側，5例が外側で1例が肩鎖関節損傷を伴っていた．鎖骨骨折の手術適応はまれであり，症例によっては討論の対象となるが，手術は通常年長児で必要となる．手術が行われたら大きな合併症はなく手術結果はよい．著者の経験では多くの症例で弾性釘による髄内釘固定が選択される．

- Vander Have KL, et al：Operative versus nonoperative treatment of midshaft clavicle fractures in adolescents. J Pediatr Orthop 30：307-312, 2010

　青年期の鎖骨骨幹部骨折に対する手術療法と保存療法の結果を比較した．25例が保存治療を受け2cm以上の転位を認めた17例でプレート固定による手術治療が行われた．初診時の短縮は保存群が12.5 mm，手術群で27.5 mmであった．両群とも全例骨癒合が得られ，日常の活動への復帰は保存群が16週，手術群が12週であった．保存群の5例で症状を有する変形治癒を認め4例で骨切りが行われた．プレート固定による手術加療は合併症なく早期復帰と形態的な改善が得られる優れた治療であり，保存治療による変形治癒は従来の報告より多いものであった．

- Schulz J, et al：Functional and radiographic outcomes of nonoperative treatment of displaced adolescent clavicle fractures. J Bone Joint Surg Am 95：1159-1165, 2013

　青年期の転位があり短縮している鎖骨骨幹部骨折に対する保存治療の効果を調べた．対象は16例で平均年齢14.2歳，全例骨癒合が得られたが有意に短縮を認めた．健側との比較ではわずかに筋力低下を認めるものの機能評価では差はなく，スポーツ活動も含めて全例受傷前の活動レベルに復帰した．

上腕骨近位骨折

- Dobbs MB, et al：Severely displaced proximal humeral epiphyseal fractures. J Pediatr Orthop 23：208-215, 2003

　Neer Ⅲ/Ⅳ型の小児上腕骨近位部骨折患者28例の治療成績の報告である．1984〜1999年に小児病院で治療が行われた症例を集めた．治療内容の内訳は，非観血的整復3例，非観血的＋経皮的pinning 20例，観血的整復＋pinning 2例，観血的整復＋スクリュー固定3例であった．周術期の合併症はなく，術後平均4年の時点では肩関節機能はほぼ完全回復していた．転位の大きな上腕骨近位部骨折は適切な治療がなされれば予後良好である．

- Bahrs C, et al：Proximal humeral fractures in children and adolescents. Pediatr Orthop 29：238-242, 2009

　小児・青年期における上腕骨近位部骨折の治療成績，非観血的整復の失敗理由を考察した．41例(6〜18歳)が対象で，10例は保存療法，31例には手術加療を行った．全身麻酔下で17例は非観血的整復が不可能であった．このうちの9例は骨膜，上腕二頭筋長頭腱が介在して整復不能であった．41例はいずれも術後平均39か月時点で肩関節機能は完全回復していた．上腕二頭筋長頭腱などの介在物があり非観血的整復不能な場合は手術療法が必要となるが，観血的整復，非観血的整復のいずれにしても解剖学的整復が得られれば予後良好である．

- Chaus GW, et al：Operative versus nonoperative treatment of displaced proximal humeral physeal fractures：a matched cohort. J Pediatr Orthop 35：234-239, 2015

　Neer-Horwitz(NH)分類Ⅲ/Ⅳ型の小児上腕骨近位部骨折に関して保存療法と手術療法の治療成績を比較した．対象期間は2003〜2012年で，32例(保存療法9例，手術療法23例)を対象とした．保存療法群と手術群ではそれぞれ，治療成績が満足いかなかった(less than desirable treatment outcome)率，外傷前の活動レベルへの復帰率，外観上の変形の有無に有意差がみられなかった．QuickDASHスコアは保存療法群で平均1.9ポイント高かったが，有意差はみられなかった．年長児ほど保存療法群で満足のいく結果が得られなかった割合が高かった．

上腕骨顆上骨折

● Persiani P, et al：Adequacy of treatment, bone remodeling, and clinical outcome in pediatric supracondylar humeral fractures. J Pediatr Orthop B 21：115-120, 2012

　この研究は臨床的・X線学的な観点から，62例の伸展型上腕骨顆上骨折について，治療法と骨折型別に平均4年3か月の追跡調査結果を検討した．検討項目は，可動域，CA，筋力，および関節不安定性とし，Mayo肘関節評価法，POSNA質問票を使用した．X線学的評価として，Baumann角，humero-capitellar angleとlateral rotational percentageを計測した．Flynnの成績評価基準では，全例臨床成績は良好であった．質問表では，肘関節機能に問題のあった例はなかった．X線学的な成績は，矢状面での自家矯正は冠状面より良好であり，これはGartland分類での重症度と関係はなかった．統計学的には，術後のCA予測にはBaumann角が重要であった．治療方法では，GartlandⅡ型では徒手整復＋pinningが一番有効であった．GartlandⅢ型骨折での3番目のpin使用は必ずしも良好な結果はもたらさなかった．今回の結果から，自家矯正は最終成績に影響するため，どのような治療法や骨折型においても冠状面での矯正を十分行う必要がある．

● Bukvić N, et al：The problem of post-traumatic varization of the distal end of the humerus remaining after the recovery of a supracondylar fracture. J Pediatr Orthop B 22：372-375, 2013

　上腕骨顆上骨折の遺残変形に対する自家矯正力について検討した．対象症例は56例で，そのうち45例（80%）は徒手整復＋経皮的pinningで治療され，11例（20%）は徒手整復後ギプス固定のみされた．全例3週間後から可動域訓練を開始した．X線学的に2方向とBaumann角を追跡期間5～15年（平均9.4年）調査した．整復後3週のBaumann角と最終調査時のCAに統計学的関連はなかった．同様に，最終調査時のBaumann角と患側および健側のCAとの間に有意差はなかった．今回の検討から，残存した内反変形が自家矯正により矯正される可能性は少ないと結論した．

● Nikolić H, et al：Bone remodeling after supracondylar humeral fracture in children. Coll Antropol 38：601-604, 2014

　上腕骨顆上骨折後の自家矯正について検討した．この調査は，Rijeka大学症例での58例について平均6.2年のフォローアップを行った．術直後と経過観察中のBaumann角について5人の検者によって測定した．その結果，健側との比較で，Baumann角の増加した症例数と不変あるいは減少した症例数に有意差がみられた．増加した症例では平均で4.22°の増加，減少した症例では平均2.65°の減少を呈した．遺残変形の予防には正確な整復操作が重要であると結論づけられる．

上腕骨内側上顆骨折

- Farsetti P, et al：Long-term results of treatment of fractures of the medial humeral epicondyle in children. J Bone Joint Surg Am 83：1299-1305, 2001

　42例(受傷時年齢8〜15歳)の転位が5mm以上だった上腕骨内側上顆単独骨折例の長期追跡調査(調査時年齢：30〜61歳)を行った．3つの治療群〔1群(19例)：保存治療群，2群(17例)：観血的整復固定群，3群(6例)：骨片切除して靱帯縫合を行った群〕に分け比較検討した．その結果，可動域，外反ストレステスト，握力のすべてで1群と2群との間に差はなかった．3群では成績不良例がみられたため骨片切除は勧められない．骨片の転位が5〜15mmの症例では，保存治療成績は良好であった．

前腕骨骨折

- Bae DS, et al：Bivalved versus circumferential cast immobilization for displaced forearm fractures：a randomized clinical trial to assess efficacy and safety. J Pediatr Orthop 23, 2015 [Epub ahead of print]

　前腕骨折(橈骨 and/or 尺骨骨折)の保存的治療において，シーネ固定(上下の2枚)とギプス固定で治療成績に差があるかどうかを調査した．202例の前腕骨折例に対し，徒手整復を行ったあとに2種類の固定を行い，整復位の保持率，合併症の有無を調査した．治療はランダムにシーネ固定(101例)とギプス固定(101例)を選択した．受傷時年齢は，平均10±3歳であった．両群で，年齢，性別，受傷時の転位や角状変形度に差はなかった．臨床的，X線的検討は，1，2，4，6週で評価した．整復位のloss，再度の整復や手術を必要とした率，コンパートメント症候群や神経血管障害などの合併症の有無を調査した．その結果，初期の角状変形はシーネ群・ギプス群でそれぞれ20°から3°，18°から2°へ改善していた．47例(23例と24例)で再度の徒手整復，あるいは手術的治療が必要となった．コンパートメント症候群をきたした症例はなかった．両群で臨床的・X線的な差はみられなかった．

- Colaris JW, et al：Risk factors for the displacement of fractures of both bones of the forearm in children. J Bone Joint Surg Br 95：689-693, 2013

　両前腕骨折は保存治療に抵抗性があり，ギプス内での転位や癒合不全を生じ，機能的・整容的障害を起こしやすい．これらの転位リスク因子について多施設共同研究を行った．症例は徒手整復を行った例と行わなかった例の計246例，平均年齢7.3歳(SD 3.2；0.9〜14.9)を対象に，ギプス内転位のリスク因子に対し重回帰分析を行った．ギプス内転位は73例(29.6％)に起こり，そのうち65例(89.0％)は肘上までのギプスであった．転位を生じるまでの時間は平

均22.7日(0〜59日)であった．転位を生じた因子としては，非利き手($p=0.024$)，完全骨折($p=0.040$)，側面像での尺骨転位($p=0.014$)，そして骨折部の短縮($p=0.019$)が挙げられた．転位例は肘上ギプスでも生じた．非利き手側の骨折は，最もリスクが高かった．治療中の定期的なX線撮影で早期に転位を発見することで，変形治癒を避けなければならない．特に，年長児ではリモデリングが期待できず注意を要する．

● Qairul IH, et al：Early remodeling in children's forearm fractures. Med J Malaysia 56 Suppl D：34-37, 2001

　前腕骨折は小児に頻発する骨折であり，主に高所より転落した際，肘伸展位で手をついたことで生じる．治療上，どの程度の変形が許容されるか，生じた変形がどの程度自家矯正されるかが問題である．著者らは2年間で100例の前腕骨折例を検討した．その結果，骨癒合はすべて3〜6週間で得られた．生じた変形の自家矯正率は前腕骨近位で約2.5°／月であった．前腕骨中央付近の骨幹部骨折では1.5°／月が期待できる．よって，骨幹部骨折では10〜20°の角状変形が，骨幹端部骨折では20〜30°の変形までは自家矯正が期待できると結論づけた．

前腕骨遠位端骨折

● Do TT, et al：Reduction versus remodeling in pediatric distal forearm fractures：a preliminary cost analysis. J Pediatr Orthop B 12：109-115, 2003

　橈骨遠位端骨折の治療では，どこまで自家矯正を期待できるのか，また徒手整復は必要なのか迷うことがある．著者らは，15°までの角状変形と1cmまでの短縮は問題なく自家矯正されるとしてきた．ギプス固定のみで経過をみることは，時間的・経済的負担を軽減する可能性がある．そこで，過去34例の遠位端骨折患者で徒手整復後再度転位を生じ，そのまま経過観察をした群と徒手整復を要さず遺残変形の程度がほぼ同等であった群との2群間で，癒合までの期間，自家矯正までの期間，および治療に要した費用について比較した．その結果，15°以下で1cm以下の短縮例では，救急室にて麻酔下に徒手整復をした症例群のほうが約2倍の費用が必要であった．2群とも臨床的な問題を残した症例はいなかった．

● Cannata G, et al：Physeal fractures of the distal radius and ulna：long-term prognosis. J Orthop Trauma 17：172-179, 2003

　両前腕骨の遠位成長軟骨板傷害における橈・尺骨長差，茎状突起癒合不全に関する長期成績についての報告はない．また，受傷時のX線所見から傷害を予測する方法についても報告はみられない．症例は157例(163骨折)で，77骨折は橈骨遠位成長軟骨板損傷単独，54骨折は同損傷と尺骨茎状突起骨折の合併例，26骨折は遠位尺骨骨幹端部骨折との合併であり，全例長期経過観察が可能であった．尺骨遠位成長軟骨板損傷の6骨折のうち5骨折は遠位橈骨骨幹

端部骨折を合併しており，1骨折は尺骨遠位成長軟骨板損傷単独であった．治療は全例肘上ギプスで治療され，角状変形は全身麻酔下に整復した．結果は，X線学的・臨床的に評価した．平均追跡調査期間は25.5年(14〜46年)で，平均受傷時年齢は11.6歳(5〜17歳)，平均調査時年齢は35.5歳(22〜56歳)であった．成長軟骨板損傷はSalter-Harris(S-H)分類とOgden分類を使用した．橈骨遠位では，S-H分類で18骨折がI型，139がII型，Ogden分類で14が1A，4が1C，84が2A，13が2B，17が2C，25が2Dであった．尺骨遠位では，2骨折がS-H I型(Ogden1A)，3がII(2A)，1がIV(4A)であった．尺骨茎状突起骨折に遠位橈骨成長軟骨板損傷を合併した54骨折は，Ogdenの7Aに分類された．調査時，全例ともに臨床症状はなかったが，1cm以下の成長障害はあった．過去の骨折ですでに6.5cmまでの成長障害がみられた例は開放骨折後の感染例であった．成長障害例(軽症を含めて)は4.4%にみられた．遠位尺骨成長軟骨板の損傷例では50%(3/6)に傷害がみられた．1cm以上の短縮は橈骨例ではOgden 1C，2Bと2Dでみられ，尺骨例ではOgden 1A，2Aと4Aであった．38例では橈・尺骨長差は2〜9mmであり，53例は茎状突起の癒合不全がみられたが，全例無症状であった．最終調査時には，橈・尺骨長間差が1cm以内の症例や茎状突起の癒合不全例も含めて，症状を有した症例はいなかった．橈骨や尺骨長が1cm以上短縮がみられた症例のうち，橈骨の成長障害と著明な橈・尺骨長差がみられた2例は重度の機能障害がみられた．1cm以上の橈骨遠位の成長障害を生じた例は，Ogden 1C，2Bと2Dであった．尺骨遠位の成長障害は，Ogden分類とは無関係であった．

● Alemdaroğlu KB, et al：Risk factors in redisplacement of distal radial fractures in children. J Bone Joint Surg Am 90：1224-1230, 2008

橈骨遠位端骨折では，整復後の転位が問題である．今回，その原因と対策(three point index)について検討した．大きな転位と角状変形を生じた75骨折(74症例，15歳以下)を対象とした．年齢，性別，整復の正確性，矢状面・冠状面の変形度，成長軟骨板までの距離を検討した．重回帰分析にて危険因子を検討した．X線像上で，cast index, padding index, Canterbury index, gap indexとthree-point indexを計測し，これらにより特異性と感受性および予測値を計算した．その結果，受傷時の完全転位とその程度が再転位の重要な危険因子であった．完全転位例は不完全転位の11.7倍の再転位率であった．20°の内外反変形は4.9倍，30°の変形は10.9倍の危険率であった．著者らの「three-point index」は94.7%の感受性と，95.2%の特異度，98.4%の負の予測値，85.7%の正の予測値をもって有効であった．次にgap indexが優位であった．結論として，完全転位例と内外反変形度がその後の再転位に最も関係があった．著者らの「three-point index」は採点の予測とギプス治療の質を上げるために有効であった．

- Crawford SN, et al：Closed treatment of overriding distal radial fractures without reduction in children. J Bone Joint Surg Am 94：246-252, 2012

　以前から小児の橈骨遠位骨折では，解剖学的整復をせずに overriding の位置でギプス固定されることが多かった．今回著者らは，過去6年間で経験した3～10歳の51例について後ろ向きに検討した．治療方針として，鎮静作用なしで角状変形のみを矯正しギプス固定（short cast）を行うこととした．少なくとも1年のフォローアップを行った例に満足度を調査するためのアンケートを実施し，同時に医療費についても調査した．その結果，当初の橈骨の短縮は平均5mm，初期の矢状面・冠状面の変形はそれぞれ4°と3.2°であった．ギプスは平均42日継続した．最終調査時の変形はそれぞれ2.2°と0.8°であり，全51例で臨床的，X線学的な問題はなかった．医療費については，局所あるいは全身麻酔下での整復操作を行った場合には，著者らの方法と比べ5～6倍の費用を要した．経皮的pinningを使用した場合には9倍となった．結論として，単純に角状変形のみを矯正しギプス固定する方法は，効果的かつ経済的な方法であるといえる．

手指節骨骨折

- Hennrikus WL, et al：Complete remodelling of displaced fractures of the neck of the phalanx. J Bone Joint Surg Br 85：273-274, 2003

　指節骨頚部骨折は比較的まれな骨折であるものの，問題となる骨折の1つである．変形の遺残は，指節間関節の機能障害を起こす可能性がある．当該部の自家矯正は，近位の成長軟骨板から距離があるためあまり期待できないとされる．本論文では，2例3指節骨骨折がほぼ完全に保存的治療後に自家矯正され，機能的にも改善したことが報告された．

- Cornwall R, et al：Remodeling of phalangeal neck fracture malunions in children：case report. J Hand Surg Am 29：458-461, 2004

　5歳時の基節骨骨折に生じた変形が，自家矯正によりほぼ正常な解剖学的・機能的改善を得たことが報告されている．

- Lindley SG, et al：Hand fractures and dislocations in the developing skeleton. Hand Clin 22：253-268, 2006

　小児骨折治療においては，骨の成長のメカニズムや解剖学的特徴をよく理解する必要がある．もし許容できない変形が生じた場合には，臨床的・X線的評価を継続すべきである．自家矯正はある程度は期待できるが，関節運動方向以外の矯正は期待できない．受傷後の成長障害はまれではあるものの，関節拘縮（特にPIP関節）については，指骨骨幹部骨折，顆部骨折，頚部骨折においてよくみられる．

- Park KB, et al：Comparison between buddy taping with a short-arm splint and operative treatment for phalangeal neck fractures in children. J Pediatr Orthop 36：736-742, 2016

　指節骨頚部骨折に対する保存治療では，整復位の確保，X線による十分な経過観察，自家矯正が困難なことが知られている．本調査では，buddy固定とshort-arm splintによる保存治療群と手術治療群を比較検討した．対象は12歳以下の37例で，19例は保存治療，18例が手術治療を受けた．両群間の臨床的・X線的検討では，整復直後，6週後，最終調査時において矢状面，冠状面，横断面の角状変形度に統計学的な有意差はみられなかった．buddy固定とshort-arm splintによる保存治療は有効であった．

大腿骨骨幹部骨折

- Song HR, et al：Treatment of femoral shaft fractures in young children：comparison between conservative treatment and retrograde flexible nailing. J Pediatr Orthop B 13：275-280, 2004

　小児大腿骨骨折の保存治療（ギプス固定）と手術治療（flexible nail）の治療成績を比較した．46例（51大腿骨骨折；うち24大腿骨骨折は保存治療，27大腿骨骨折は手術治療）を後ろ向きに検討した．保存治療群の4例で10°以上の角状変形を生じたが，手術治療群ではみられなかった．また，保存治療群の4例で10 mm以上の脚長差がみられたが，手術群では脚長差はみられなかった．逆行性のflexible nailing治療は保存治療群と比べ成績が安定していた．

- Heffernan MJ, et al：Treatment of femur fractures in young children：a multicenter comparison of flexible intramedullary nails to spica casting in young children aged 2 to 6 years. J Pediatr Orthop 35：126-129, 2015

　6歳までの大腿骨骨折ではギプス固定が一般的な治療法で，手術治療は議論の余地があるところである．本論文では2～6歳児の治療における早期のギプス固定（spica）と柔軟な髄内釘（チタン製弾性髄内釘，TEN）とを比較した．著者らは，幼児では髄内釘のほうが早期に歩行可能となりギプスと同等の合併症の頻度で治療が成功するという予測のもと，215例のマルチセンタースタディー（141例：ギプス固定，74例：髄内釘固定）を行った．患者の属性，骨折の特徴，受傷機転，合併損傷，結果，合併症について調査し2群を比較した．その結果，TEN群で歩行中車にはねられた割合が多く（spica 8% vs. TEN 26%），合併損傷も多かった．骨癒合までの期間は同様であった．TEN群のほうが歩行可能までの期間と十分な活動への復帰までの期間が短かった（spica 51日 vs. TEN 29日）（spica 87日 vs. TEN 74日）．以上より，TENは小児の大腿骨骨折の治療において，ギプス固定と比較し独歩可能となり十分な活動に復帰できる期間が短く有用な方法であった．高エネルギー外傷による骨折治療においてはTENによる治療を考慮すべきである．

● 上記論文に対する「Letter to the editor」by Price CT. JPO 36, 2016

　この論文の骨折後の経過観察期間が2年以内であれば，この結論は正しくはない．ギプス固定群の経過観察の平均が1.2年であれば多くの骨折のoverlap（脚短縮）の改善に十分な時間がない．髄内釘群の経過観察期間が3.7年±2.7年であれば2年以内の症例があったはずである．6歳以下の小児に対する弾性髄内釘治療以前の報告では，2年以上の経過観察で1cm以上の過成長が8％，2cm以上の過成長が4％である．1,162例の小児の大腿骨骨折の保存治療の調査では，骨折後3.5年にわたり過成長が生じ，5歳以下ではより生じやすいと報告されている．保存治療では過度の過成長を避けるため，長きにわたり1cmのoverlapが勧められてきたが，髄内釘固定ではoverlapさせることはできない．マルチセンタースタディーで十分な期間調査することでこの小児大腿骨骨折における重要な合併症について明らかになると考える．大腿骨骨折に対する髄内釘とギプス固定治療の比較調査は少なくとも2年以上の経過観察期間が必要で，雑誌編集委員に対し，小児大腿骨骨折の臨床調査の論文においては，経過観察期間について考慮することを進言したい．それは，小児大腿骨骨折治療において脚長不等は最も重要な点の1つだからである．

● Ramo BA, et al：Intramedullary nailing compared with spica casts for isolated femoral fractures in four and five-year-old children. J Bone Joint Surg Am 98：267-275, 2016

　大腿骨骨折に対する弾性髄内釘による加療は6歳以上の小児に対しては有用である．一方で，より若年の患児に対しては，spica castによる保存治療が一般的である．著者らは，4，5歳の患児（262例）で合併損傷のない大腿骨骨幹部・転子下骨折に対して，弾性髄内釘もしくはspica castにて加療された患児を対象とし後ろ向きのコホート研究を行った．治療は2施設で行われ，放射線学的，臨床的治療成績を比較した．平均観察期間は32週間で，104人が弾性髄内釘，158人がspica castによる加療を受けた．平均年齢はそれぞれ5.2歳と4.7歳で，髄内釘群が有意に高かった（$p<0.001$）．平均体重はそれぞれ21.5 kg，18 kgであり，髄内釘群で有意に高かった（$p<0.001$）．単純X線検査で，内外反変形15°以下，屈伸変形20°以下，短縮20 mm以下の変形を許容範囲とした．最終観察時における，許容範囲内の変形の割合は髄内釘群で99.0％，spica cast群で96.2％であり，有意差はなかった（$p=0.09$）．予期せぬ再手術の割合は髄内釘群3.8％・spica cast群4.4％であり有意差はなかった（$p>0.99$）．平均来院回数・通院期間は髄内釘群5.8回・44週間，spica cast群4.0回・25週間であり，spica cast群で有意に少なかった（$p<0.001$）．追加処置の割合は，異物除去のため，髄内釘群でその割合が有意に高かった（89.4％対5.1％，$p<0.001$）．4，5歳の大腿骨骨折では，弾性髄内釘群とspica cast群で治療成績に差がみられなかった．

大腿骨遠位成長軟骨板損傷

● Arkader A, et al：Predicting the outcome of physeal fractures of the distal femur. J Pediatr Orthop 27：703-708, 2007

　大腿骨遠位成長軟骨板損傷はまれであるが，合併症は高率である．しかし，それを予測する因子があるかどうか，また，骨折型や転位の程度・方向，治療方法が最終結果に影響するかどうかは不明である．対象は，過去10年間の2小児施設における遠位大腿骨成長軟骨板損傷例73例（男子59例，女子14例，平均受傷年齢10歳）を対象とした．S-H Ⅱ型は43例（59％），59％の骨折で転位を生じていた．36骨折（33症例）は長下肢ギプス，2症例はシリンダーギプス，1症例はシーネにより保存的に治療された．37例は手術的治療を施行した（34例：徒手整復＋経皮的固定，3例：観血的整復術）．合併症は40％（29/73例）であり，早期閉鎖が最も多かった．合併症は，S-H 分類と相関があった（$p=0.031$）．転位を有した骨折と合併症との間には大きく相関があったが，その転位度と転位の方向とは相関はなかった．保存治療群（25％）は手術治療例（54％）と比べ合併症が有意に少なかった（$p<0.05$）．手術群のなかでは，内固定材による成長軟骨板損傷が最も多かった．（$p=0.06$）．結論：S-H分類と転位した骨折は最終結果の予測因子となった．転位度とその方向は最終結果と相関しなかった．治療方法も最終結果に影響する可能性がある．

脛骨顆間隆起骨折

● Herman MJ, et al：Complications of tibial eminence and diaphyseal fractures in children：prevention and treatment. Instr Course Lect 64：471-482, 2015

　小児における脛骨顆間隆起骨折と骨幹部骨折はよくみられる骨折である．ほとんどの症例では保存治療が適応となるが，手術治療を要する症例では合併症を伴うことが多い．そのなかでも，脛骨顆間隆起骨折は，癒合不全，膝関節拘縮，線維性癒着などの合併症を手術後に併発することがある．小児脛骨骨幹部骨折ではほとんど合併症を生じることはないが，ときに癒合遅延や不全，感染，軟部組織障害などを生じることもある．

● Casalonga A, et al：Tibial intercondylar eminence fractures in children：The long-term perspective. Orthop Traumatol Surg Res 96：525-530, 2010

　32例の脛骨顆間隆起骨折（男子17例，女子14例）の中期成績を報告する．Meyers-Mckeever分類（Zaricznyjによる変法）では，typeⅠ：8例，typeⅡ：17例，typeⅢ：5例，typeⅣ：2例であった．TypeⅠとⅡは保存的に，その他は手術的に治療された．7例は追跡調査できず，1例は不十分のデータであったため除外した．13例はKT-1000関節計と力量計，

IKDC, ARPEGE スコアで評価した. 平均 ARPEGE は 8.3, IKDC では A4, B4, C4, D1 であった. 前方引き出しでの健側との差は, type Ⅰで 0.88 mm, type Ⅱで 0.82 mm, type ⅢとⅣでは 0.3 mm であった. 70％で調査時に膝痛を訴えていた. 2 例のみ病的な laxity があった. 直接調査できた 13 例中 12 例はスポーツへ復帰していた. うち, その半数はほぼ受傷前の同レベルまで復帰していた. 保存治療例より手術例で他覚的所見は優っていたが, 自覚的満足度と他覚的所見は必ずしも一致していなかった.

脛骨遠位成長軟骨板損傷

● Rohmiller MT, et al：Salter-Harris I and II fractures of the distal tibia：does mechanism of injury relate to premature physeal closure? J Pediatr Orthop 26：322-328, 2006

　脛骨遠位成長軟骨板損傷は長管骨のなかで 2 番目に多くみられる. 最近の調査では, 損傷後の早期成長軟骨板閉鎖（S-H Ⅰ, Ⅱ型）は高率に生じるとされる. 137 例（S-H Ⅰor Ⅱ型）（1994～2002 年）のうち 91 例を対象とした. これらを治療別に分類した. 結果は, 39.6％の早期閉鎖がみられた. そのうちの 35％は supination-external-rotation-type の受傷機転で生じており, 54％は pronation-abduction-type で生じていた. 早期閉鎖予防は, 整復後の転位の程度が重要である. S-H Ⅰor Ⅱ型成長軟骨板損傷では, より解剖学的整復を得ることが重要であり, そのためには手術治療も考慮される必要がある.

● Leary JT, et al：Physeal fractures of the distal tibia：predictive factors of premature physeal closure and growth arrest. J Pediatr Orthop 29：356-361, 2009

　124 例の脛骨遠位成長軟骨板損傷例における成長軟骨板早期閉鎖の頻度を検討した. 同時に, 臨床的な予測因子を検討した. また, 早期閉鎖を生じた群と健側を X 線学的に検討した. さらに, 124 例については遠位成長軟骨板の対称的成長（Harris line による）が最小 1 年間継続するか, 成長軟骨板の生理的な閉鎖まで追跡調査した. そして, 早期閉鎖と骨折型について Cox multivariate regression analysis により臨床的影響因子を検討した. 結果：追跡調査期間は平均 57 週, 早期閉鎖は 15 例（12.1％）に生じていた. そのうち 67％は S-H Ⅱ型, 13％は S-H Ⅲ型, 13％は S-H Ⅳ型, 7％は triplane 骨折であった. S-H Ⅰ型と Tillaux 骨折では早期閉鎖はみられなかった. 骨折型と早期閉鎖に有意な相関がみられたが, 整復後に遺残した転位と整復回数には統計学的な有意差はなかった. 初期の転位度と早期閉鎖について検討したところ, 初期の転位度はミリ単位において早期閉鎖の危険度が増加した（$p<0.01$）. 著者らの早期閉鎖の頻度は, 最近の他の報告よりは低かった. 初期の転位度と骨折型（受傷機転）に早期閉鎖は高い相関を示した. 遺残した転位と徒手整復回数には, 統計学的有意差はなかったものの相関傾向はみられた.

索引

欧文

acute plastic deformation　4
Böhler 角　176-178
Delpech の法則　6
Gartland 分類（症例 21-26）
　　　　　　　　　　36-44
greenstick fracture　3
hip spica cast 固定　145
Hueter-Volkmann の法則　6
LaCroix（perichondral fibrous ring）　5
Meyers-Mckeever 分類（症例 114-116）　156-160
Monteggia 骨折　4
physeal fracture　4
plus variant，尺骨の　107
rounding off
　　　　31, 70, 78, 143, 148, 149
Salter-Harris 分類　5
　――（症例 70-74）　104-110
　――（症例 82-86）　119-124
　――（症例 125, 126）　173, 174
　――（症例 134-138）　183-187
Salter-Harris 分類改訂法　5
Salter-Harris 分類Ⅴ型　175
stress fracture　3
tilting angle（TA）　36, 38, 42
torus fracture　3
Wadsworth 分類（症例 27-30）
　　　　　　　　　　45-51
Watson-Jones 分類（症例 32-35）
　　　　　　　　　　53-59
Wiley 分類　176, 177
Wolff の法則（rounding off）
　　　　　　　　　6, 28, 87
Zones of Ranvier（ossification groove）　5

和文

え・か

疫学，小児骨折の　1
下前腸骨棘剥離骨折（症例 91-96）
　　　　　　　　　129-135
下腿遠位成長軟骨板損傷（症例 124-126）　171-175
下腿骨骨幹部骨折（症例 117-123）
　　　　　　　　　161-170
過成長　143, 146
　――，大腿骨の　8
回旋転位，指節骨骨折における
　　　　　　　　　　112
回旋変形　8
　――，大腿骨骨幹部の　150
角状変形　7
　――に対する自家矯正度　44
関節内嵌頓，骨片の　59
関節内骨折，中節骨近位掌側の小骨片を伴う　125

き

ギプス内増悪　103
ギプス内転位　49
脚短縮　147
臼蓋縁骨折　129
急性塑性変形　4

け

脛骨遠位成長軟骨板損傷　199
脛骨顆間隆起骨折
　――（症例 113-116）　155-160
　――に関する文献　198

こ

鉤状突起骨折　66
骨性隆起　39

骨盤骨折
　――（症例 88-99）　126-138
　――（症例 129）　178
骨盤の剥離骨折　138
骨癒合　49

さ

鎖骨骨折
　――，分娩時骨折としての　14
　――（症例 1-10）　13-22
　――に関する文献　189
坐骨
　――の裂離骨折　138
　――の剥離骨折　136
再骨折，前腕骨骨幹部骨折の　81

し

自家矯正度，角状変形に対する
　　　　　　　　　　44
自家矯正のメカニズム　6
自家矯正力　2
尺骨鉤状突起骨折（症例 41）　65
尺骨骨折
　――，肘頭骨折を含む　60
　――，橈骨頭脱臼を伴う　4
尺骨肘頭骨折（症例 36-40）
　　　　　　　　　60-64
手指節骨骨折
　――（症例 76-87）　112-125
　――に関する文献　195
小児骨折
　――の手術適応　9
　――の特徴　2
踵骨骨折（症例 127-129）
　　　　　　　　　176-178
上前腸骨棘剥離骨折（症例 90）
　　　　　　　　　　128
上腕骨顆上骨折
　――（症例 21-26）　36-44
　――に関する文献　191

上腕骨外側顆骨折（症例27-30）
　　　　　　　　　　　45-51
上腕骨近位骨折
　——（症例11-14）　23-26
　——に関する文献　190
上腕骨骨幹部骨折（症例15-20）
　　　　　　　　　　　27-35
上腕骨内側（上）顆骨折
　——（症例31-35）　53-59
　——に関する文献　192

す・せ・そ

スポーツ復帰　21
成長障害　175
成長軟骨板損傷　4
　——, Salter-Harris 分類Ⅱ型の
　　　　　　　　　　　107
　——を含む手指節骨折（症例
　76-87）　112-125
前腕骨遠位端骨折
　——（症例54-69）　82-103
　——に関する文献　193
前腕骨骨幹部骨折（症例45-53）
　　　　　　　　　　　70-81
前腕骨骨折
　——（症例36-74）　60-110

——に関する文献　192
足趾節骨折（症例134-138）
　　　　　　　　　　　183-187
足部骨折（症例127-138）
　　　　　　　　　　　176-187

た

多発外傷　34
大腿骨遠位成長軟骨板損傷　198
大腿骨顆上骨折（症例112）　154
大腿骨骨幹部骨折
　——（症例100-111）　139-153
　——に関する文献　196

ち

恥骨・坐骨骨折（症例88, 89）
　　　　　　　　　　　126, 127
中・基節骨遠位端骨折　118
中手骨骨折（症例75）　111
中足骨骨折（症例130-133）
　　　　　　　　　　　179-182

と

橈骨遠位成長軟骨板損傷（症例
　70-74）　104-110

橈骨頚部骨折（症例42-44）
　　　　　　　　　　　67-69
橈骨頭脱臼　60
橈骨頭の傾斜　69
凸変形, 掌側の　86, 87, 94

は・ひ

剥離骨折
　——, 骨盤の　138
　——, 坐骨の　136
疲労骨折　3
腓骨遠位骨端部　172
肘関節の不安定性　66

ふ

分娩時骨折　27, 141
　——, 鎖骨骨折における　13, 14
　——, 大腿骨骨幹部骨折における
　　　　　　　　　　　139

り・れ・わ

隆起骨折　3
裂離骨折, 坐骨の　138
若木骨折　3